ESSAI

SUR

LA FIÈVRE PUERPÉRALE,

PAR THOMAS DENMAN, Docteur en Médecine, du Collége des Médecins et Professeurs de l'Art des Accouchemens à Londres, traduit de l'Anglais sur la troisième édition, imprimée à Londres en 1785.

PAR E. B. REVOLAT, Docteur en Médecine de l'Université de Montpellier, ex - Médecin des Armées des Pyrénées Orientales et d'Italie, Membre correspondant de la Société de Santé de Lyon, &c. &c.

A LYON,

Chez J. T. REYMANN et Cᵉ, Libraires, rue St-Dominique, Nᵒ 73.

AN 6 DE LA RÉPUBLIQUE FRANÇAISE.

AU CITOYEN

M. A. PETIT,

DOCTEUR EN MÉDECINE
DE L'UNIVERSITÉ DE
MONTPELLIER,
CHIRURGIEN EN CHEF DE
L'HOPITAL DE LYON,
MEMBRE DE LA SOCIÉTÉ DE
SANTÉ DE LA MÊME VILLE,
CORRESPONDANT DES SOCIÉTÉS
DE GRENOBLE, BRUXELLES
ET AUTRES.

Comme un témoignage d'estime,

E. B. REVOLAT.

PRÉFACE,

DU TRADUCTEUR.

Uterus sexcentarum ærumnarum in mulieribus causa.

DEMOCR. AD HIPPOCRAT.

De naturâ humanâ.

Doués en apparence du même tempérament à l'instant de leur naissance, et créés l'un pour l'autre, l'homme et la femme s'unissent dès le berceau par les liens d'une tendre amitié que cimentent chaque jour les mêmes habitudes, les mêmes goûts et les mêmes penchants : asservis aussi tous les deux aux mêmes maladies durant les premières années de leur vie, ils offrent une ressemblance parfaite, garants

des douceurs de la société qu'ils
doivent un jour former de concert;
mais une organisation plus délicate
ne tarde pas à faire éprouver plus
vivement à la femme les peines de
l'enfance, à lui présager les mi-
sères attachées à son existence; et
tandis que la nature, d'une main
prodigue, développe chez elle
l'aménité du caractère, les graces
du corps et les charmes qui assu-
rent son empire sur tous les cœurs,
on entrevoit déjà chez l'homme
les germes de cette force physique
et morale qui annonce évidemment
sa supériorité sur tous les êtres vi-
vans. La vigueur du tempérament
de ce dernier, une délicatesse et
une extrême sensibilité de la part
de la femme, effacent dès-lors leur
première ressemblance. L'âge de

puberté, cette époque des plaisirs de l'amour, est accompagnée chez la femme d'une incommodité pénible et périodique qui l'expose à bien des maladies dont l'homme se trouvera exempt. Reconnoissant la voix de la nature qui la destine à la reproduction de son espèce, bientôt elle devient mère, et voit se former dans son sein un nouvel être, gage de sa tendresse. Exposée pendant neuf mois de grossesse à des révolutions toutes propres à abréger ses jours (1), elle fournit à la nourriture et à l'accroissement du fruit de ses amours, au détriment de ses forces et de sa santé: des dégoûts, des vomissemens,

____

(1) *Mulierem gravidam morbo quopiam acutè corripi, lethale.* Hippoc. lib. 5, aph. 30.

a ij

des tranchées , la diarrhée , la constipation , l'oppression , des appétits bizarres sont tout autant de maux qui l'assiègent successivement et l'accablent jusqu'au terme que la nature a fixé pour donner le jour à ce nouvel être, mais qui n'est point celui de ses douleurs. L'instant du travail cruel et pénible de l'enfantement est pour elle celui des plus vives souffrances, du danger le plus éminent, et semble lui annoncer sa fin prochaine. Est-elle assez fortunée pour ne pas succomber à cette épreuve ? elle oublie ses fatigues et s'occupe déjà de la conservation de son enfant et de pourvoir à son accroissement en lui donnant son sein : est-elle forcée par quelque événement de lui refuser la nourriture que la nature lui avoit préparée et lui destinoit ? le lait rentrant dans le torrent de la circulation des flüides va bientôt l'exposer à de nouveaux dangers. Devenue mère de famille, elle voit augmenter ses peines et ses sollicitudes. De nouveaux périls annonceront sa vieillesse, et sans cesse ce sexe malheureux marchera à côté du précipice prêt à l'engloutir.

: Des Médecins célèbres (2) qui ont été souvent les témoins des

---

(2) Les auteurs qu'on peut consulter avec avantage, sont, Hippocrate... Willis... Baglivi... Etmuller... Peu... Puzos... Levret... Vanswieten... Hulme... Leak... White... Sydenham... Stoll... Finke... Johnson... Millar... Kirkland... Selle... de la Roche... Pouteau... Doublet... Doulcet.... Chambon de Montaux.... Grimaud, &c. &c. &c.

calamités qui affligent cette moitié de l'espèce humaine, ont sur-tout fixé leur attention sur les maladies qui se déclarent dans une circonstance où la mort sembleroit devoir les respecter. Thomas Denman, dans son Essai sur la fièvre puerpérale, a voulu payer un tribut à ce sexe intéressant : c'est par ce même motif que j'ai consacré quelques veilles à en faire la traduction. Le sujet me paroissoit important et l'exécution difficultueuse ; mais j'ai cédé au défir de me rendre utile en faisant connoître, dans notre langue, un ouvrage avantageux pour la pratique.

L'auteur de cet Essai cherchant à intéresser ses lecteurs, et à faciliter aux Médecins de nouvelles recherches sur une maladie aussi grave, et qui afflige l'être auquel la nature semble avoir réservé tous les dangers et toutes les peines attachées à la régénération de l'espèce humaine, rappelle d'abord sommairement la variété des opinions (3) admises sur la nature, les causes et le traitement de la maladie qu'il va décrire; en développe lui-même les causes les plus communes, en établit le diagnostic et le pronostic, ainsi que l'époque la plus fréquente où elle se déclare, et ses diverses terminaisons.

____

(3) White a observé, avec raison, qu'il existoit presque autant de descriptions de cette maladie, que d'auteurs qui en ont écrit : « c'est qu'en effet, dit Grimaud,
» (Cours de fièvres, tom. 2, pag. 349),
» la fièvre puerpérale n'est point assujettie
» à être constammeut produite et entretenue
» par une seule cause identique. »

Après avoir donné des détails in-
téressans sur les symptômes qu'on
remarque le plus ordinairement,
et sur ceux qu'on peut regarder
comme les signes pathognomoni-
ques de la maladie, il propose des
vues curatives étayées d'une longue expérience, avantageuses sur-
tout en ce qu'elles tendent à détruire un préjugé souvent funeste
aux nouvelles accouchées, relativement à la saignée dont on n'ose
prescrire l'usage, en bien des circonstances où elle pourroit être
vraiment efficace. Quoique paroissant, dès le principe, n'admettre
qu'une espèce de fièvre puerpérale
de nature inflammatoire, il fait
part des divers traitemens qu'il a
reconnu les plus appropriés, lorsqu'elle présente un autre caractère :

il accorde en quelque sorte les sentimens différens des auteurs, en
proposant, selon les divers cas, les
moyens qu'il a vu le plus souvent
suivis du succès ; il rapporte, à
cet effet, quelques exemples qui,
jetant un nouveau jour sur la
théorie, deviennent très-avanta-
geux pour la pratique ; il y joint
les observations qu'il a pu recueillir
dans ses dissections. Comme il se
contente, en plusieurs endroits,
d'indiquer quelques préparations
pharmaceutiques, tirées des pharmacopées de Londres et d'Edin-
bourg, j'ai cru devoir les réunir
dans un formulaire (4) qui ter-

---

(4) J'y ai ajouté l'anti-laiteux de Weisse,
dont l'auteur ne fait aucunement mention,
et qu'on emploie assez généralement aujour-
d'hui. Voyez le n° 11.

minera cet opuscule. Quoique des notes sur cet Essai, pour avoir toute l'utilité qu'on pourroit en attendre, ne demandassent rien moins qu'un praticien consommé, je me suis déterminé, néanmoins, à en ajouter quelques - unes que m'ont suggéré les divers auteurs qui ont traité le même sujet, dans l'espérance qu'elles ne seront pas tout-à-fait inutiles : celles de l'auteur seront désignées par des lettres alphabétiques et précédées d'une astérisque. Je me suis principalement attaché à rendre ma version exacte, et je n'ai rien épargné pour lui donner la clarté et la précision dont j'avois le modèle devant les yeux, et la rendre digne de quelque considération.

LE TRADUCTEUR.

AU DOCTEUR
CHARLES-HENRI PARRY,

MÉDECIN A BATH (5).

Je dédiai, mon cher Confrère, les deux premières Editions de cet Essai au docteur William (6) Hunter, comme un témoignage des sentimens d'estime que m'avoient inspiré les qualités éminentes de son caractère.

Ayant conçu de vos lumières et de vos talens la plus haute opinion, dès l'instant où je fis votre con-

---

(5) Ville d'Angleterre, au comté de Sommercet, sur l'Avon, à dix milles de Bristol, renommée par ses bains d'eaux thermales, très-fréquemment employées contre la paralysie, les rhumatismes, les foiblesses de nerfs et plusieurs autres maladies.

(6) Guillaume Hunter.

noissance ; ayant eu depuis lors à
me convaincre, pendant plusieurs
années, de votre bienveillance et
de votre intégrité, je me plais à
croire que vous tiendrez, un jour,
un rang distingué parmi les Médecins.

Je me félicite aujourd'hui de
pouvoir vous donner cette preuve
de mon attachement et de mon estime, en saisissant cette circonstance pour vous assurer que je suis,

Mon cher Confrère,

VOTRE AMI AFFECTIONNÉ,
THOMAS DENMAN.

Londres, 27 juin 1785.

ESSAI

ESSAI
SUR LA FIÈVRE PUERPÉRALE.

1. La maladie qu'on connoît généralement aujourd'hui sous le nom de Fièvre puerpérale (7), mérite, sans contredit, d'être prise en considération de la part des praticiens, puisqu'elle est la cause de la mort d'une grande partie des femmes qui périssent dans leurs couches (8). Les auteurs anciens et modernes (9) l'ont décrite assez clairement pour qu'on puisse la distinguer ; mais les diverses méthodes curatives qu'ils ont

---

(7) Cette maladie régna épidémiquement à Londres, et dans plusieurs contrées de l'Angleterre, en 1768, et dans les années suivantes ; c'est alors que les médecins lui donnèrent le nom de fièvre puerpérale.

(8) On pourroit avec quelque raison placer cette maladie parmi celles dont le pronostic est obscur, le traitement difficile, et le succès douteux.

(9) Voyez les notes No. 2 et 3.

A

proposées , ont été peu satisfaisantes. Cet inconvénient est résulté de la variété des causes auxquelles elle a été attribuée , et des dénominations qu'elle a reçuès (10). Quelques auteurs ont pensé qu'elle devoit entièrement son existence à la secrétion imparfaite du lait ou à son reflux dans le sang (11), et lui ont donné le nom de fièvre de lait. Certains ont cru qu'elle provenoit de la suppression des lochies (12), et l'ont ainsi nommée , tandis que d'autres l'ont décrite comme une fièvre miliaire. Quelques - uns encore l'ont considérée

---

(10) Il suffit , à cet égard , de parcourir les différens ouvrages qui traitent de cette maladie.

(11) Quelques auteurs font consister évidemment cette maladie dans une métastase qui s'opère sur les viscères abdominaux , au moment où la révolution du lait devroit avoir lieu : elle devient funeste si on ne cherche à la prévenir. Voyez *Puzos* et *Levret.*

(12) Voyez *Hippocrate* et quelques médecins modernes. On voit souvent les lochies se supprimer sans aucun accident ; la suppression ne doit donc pas être regardée comme cause de l'inflammation , quoiqu'elle puisse en être l'effet.

non comme une fièvre , mais comme une inflammation ou ulcération de l'utérus , et d'autres (13) ont prétendu que cette inflammation étoit bornée à l'épiploon , au péritoine ou aux intestins , et que la matrice n'étoit aucunement intéressée. Cette diversité d'opinions , de la plus grande importance , a été la suite de l'interprétation du mot érysipèle (14), que les anciens employèrent probablement sans aucune intention de désigner une espèce particulière d'inflammation ;

------

(13) Voy. *Leake*, *de la Roche*, et sur-tout le docteur *Hulme*. Ce dernier a pensé que l'inflammation de l'épiploon et des intestins est toujours la cause de la fièvre puerpérale, et que ces organes sont disposés à l'inflammation par la pression que l'utérus y exerce pendant la gestation. Cette maladie sembleroit alors devoir être plus générale et plus difficile à prévenir, puisque cette cause se trouve commune à tous les climats et à toutes les saisons.

(14) Il est à présumer que les anciens ont ainsi appellé toutes les inflammations considérables où ils reconnoissoient une disposition à la putridité , et où l'énergie du principe vital leur paroissoit singulièrement affoiblie..... *Si mulieri pregnanti fiat in utero erisipelas, lethale est.* Hippoc. sect. 5, aph. 43.

le premier usage de ce mot fut même assez conséquent pour astreindre ceux qui établirent les distinctions nosologiques les plus correctes à un mode de pratique spécial, conforme à cette nomenclature. Avec des notions aussi variées sur cette maladie, on ne pouvoit s'attendre qu'à une diversité de traitemens (15), et conclure de cette contradiction que souvent ils ont dû être nuisibles. Il est sans doute bien difficile de se former une idée juste d'une maladie très - compliquée, et c'est à raison de cette difficulté que toute recherche qui tendroit à en faire une distinction exacte, deviendroit aussi plus intéressante. Quoique les symp-

____

(15) Il n'est presque pas de moyens qui n'aient été successivement mis en usage. Le défaut de succès en rendroit ici le détail inutile; d'ailleurs, aucune de ces méthodes n'est générale, et le choix en est subordonné aux circonstances ; on peut dire cependant que cette variété a sur-tout consisté dans la différente combinaison des saignées et du régime antiphlogistique avec les évacuans, les toniques et les antiseptiques.

tômes puissent varier selon l'affection de telle ou telle partie et dans certaines constitutions , la nature de la maladie est toujours essentiellement la même (16) ; et avec une vraie notion de la maladie , on a d'autant moins de raison de chercher à en connoître la cause , et à déterminer la partie primitivement et spécialement affectée , que le même traitement peut avoir un égal succès pour l'inflammation de l'utérus , de l'épiploon , du péritoine , des intestins , ou peut-être encore , de toute la capacité abdominale.

2. La connoissance des causes de cette maladie , soit occasionnelles , soit immédiates , tendra plutôt à nous mettre à même de la prévenir qu'à nous diriger vers sa cure lorsqu'elle s'est une fois déclarée ; car la cause particulière de

---

(16) L'auteur donne à croire qu'il ne faut admettre qu'une seule espèce de fièvre puerpérale ; il faut convenir cependant que sa nature varie beaucoup, et qu'on ne peut véritablement la définir que par les causes qui l'ont précédées , et par les autres circonstances qui l'accompagnent.

l'état dans lequel se trouve la malade lorsqu'elle accouche, n'exigera aucune différence formelle dans les moyens à employer pour son rétablissement. Il n'est que trop vrai , malheureusement, qu'une conduite inconsidérée (17) et le défaut de soins domestiques donnent souvent lieu à la fièvre puerpérale ; mais indépendamment des changemens que les manières particulières de vivre peuvent apporter dans la constitution, les femmes relativement à l'état de grossesse et à l'enfantement, ne sauroient être comparées aux individus des autres espèces (* a). La position droite du corps, la structure différente de la matrice et du placenta, les passions (18),

____

(17) Les erreurs dans le régime. ------ Errores diætetici ; aër non renovatus, etc... Stoll. aphor. 788.

(* a) Mulieribus , præ cæteris animalibus hæc contingunt , et præsertim delicatis , vitamque umbratilem et mollem degere assuetis , ut et iis quæ teneræ valetudinis sunt et facile in morbos labuntur.
Harv. exercitat. de partu.

(18) En parcourant les ouvrages des médecins,

quoique nécessaires et attachées au rang dans lequel la providence a placé le genre humain, deviennent des causes constantes de beaucoup de peines, font naître des maladies selon les circonstances et quelquefois du danger : c'est pour ces mêmes raisons que les femmes, pendant leur grossesse, sont exposées à un beaucoup plus grand nombre de maladies ; quelques-unes sont dangereuses de leur propre nature (*b), et d'autres indiquent ou produisent une disposition à des maladies qui ne se déclarent qu'après l'accouchement. On regardera peut-être avec raison comme l'indice d'un état disposé d'une manière particulière à la fièvre, l'apparence inflammatoire qu'on observe si souvent dans le sang des femmes enceintes. Quelques complexions sont naturellement sujettes aux maladies des

---

on peut facilement se convaincre des effets funestes que peuvent produire les diverses affections de l'ame, telles que la colère, la terreur, le chagrin, la joie, etc.

(*b) La rétroversion, par exemple, de la matrice,

viscères abdominaux , qui proviennent d'un excès dans la quantité ou d'une altération dans la qualité de la bile , et qui reconnoîtront une nouvelle cause dans l'irritation et le trouble des secrétions de ces mêmes viscères , occasionnés par la pression que les parties éprouvent durant la gestation de la part de la matrice (19). N'est-il pas probable que lorsque cette pression cesse au moment de l'accouchement , une plus grande quantité de fluides (20) qu'il n'en circuloit dans l'état naturel , pourra se porter sur quelque partie particulière, et donner lieu , par un léger engorgement , à une pléthore locale ? Une conduite imprudente au moment de l'élaboration des douleurs , la lésion (21),

____

(19) Voyez No. 1, not. 13.

(20) Fœtu excluso et utero contracto , mutatus humorum circulantium dispensatio, uteroque exclusi mammas petunt impetuosius.

Stoll. aph. 775.

(21) Hanc autem , *en parlant des causes de la fièvre puerpérale,* excitant in debiliore , quocumque

sur-tout , de l'orifice de la matrice par un attouchement rude et peu ménagé (22) , la séparation trop précipitée du placenta , donneront souvent naissance à cette maladie. Toute cause , en un mot , capable de produire la fièvre en de pareilles circonstances , aura des suites dangereuses (23), et le moindre dérangement qui surviendra dans l'économie animale , affectera spécialement les parties qui se trouvent

---

puerperii tempore , subindè ultimis diebus graviditatis , præ cæteris , partus ipse laboriosus , manu rudiore , ferro , absolutus , etc.

Stoll. aph. 788.

(22) Ou par le volume de la tête de l'enfant , qui ne peut quelquefois sortir sans déchirer l'orifice de la matrice , ou blesser des parties voisines.

(23) La sabure bilieuse des premières voies , peut , à la faveur d'une constitution épidémique régnante, déterminer après l'accouchement une fièvre qui , le plus souvent , se change en fièvre puerpérale. Hinc patet..... Atque universim non esse *specificam* febrim puerperarum , sed *eamdem cum regnante* , *modificatam solùm à puerperio.*

Stoll. aph. 789.

déjà dans un état d'irritabilité dû à la fatigue qu'elles viennent d'éprouver.

3. Comme il est possible de prévoir quelquefois cette maladie pendant la grossesse, par une disposition fébrile, et un sentiment inaccoutumé de douleur dans l'abdomen ou la région utérine, d'en éloigner et détruire les causes dès ce moment, ou bien pendant ou après l'accouchement, on ne sauroit douter de la nécessité et des avantages de recherches plus exactes et plus étendües sur ce point.

4. Quoiqu'il soit assuré qu'il s'opère un changement remarquable dans l'économie animale lors de la gestation, il ne paroît pas nécessaire d'astreindre les femmes à un régime particulier durant ce même temps ; l'observation générale doit nous convaincre que la nature atteindra également son but, et que les plus légères incommodités seront peu sensibles ou se dissiperont sans le secours de l'art. Mais lorsque quelques maladies se déclarent, il faut savoir les distinguer en celles qui précèdent

et celles qui accompagnent le temps de l'accouchement, car il existe entre elles une différence essentielle ; celles des premiers mois dépendent généralement de l'admission d'un nouveau principe d'irritation (24) dans la constitution, ou de la suppression des règles : celles des derniers mois tiennent à la pression qu'exerce sur diverses parties la matrice lors de son accroissement. On obtiendra la guérison des premières, on préviendra aussi et on fera même disparoître tous les accidens au moment de l'accouchement, par la privation ou l'usage modéré de la nourriture animale, de légères saignées à des intervales convenables, l'exercice en plein air, et par l'entretien du cours libre des excrétions du bas-ventre. Dans les derniers mois, au contraire, on doit apporter la plus grande attention à ces mêmes symptômes, car leur existence au temps de l'enfantement, gênera

---

(24) Ou plutôt d'une nouvelle cause de sensibilité provenant du nouvel organe qui s'y développe.

sensiblement la marche de la nature ; ce qui donnera lieu à des suites fâcheuses. On reconnoît assez évidemment l'impossibilité d'éloigner la cause des maladies qui se déclarent vers la fin de la gestation ; mais on en préviendra néanmoins les effets pernicieux par le même traitement et le repos (25). Les femmes, pour l'ordinaire, se laissent persuader qu'un exercice, même trèsviolent, leur devient avantageux en cette circonstance (26); mais il ne faut que consulter la raison et l'expérience

---

(25) Les Anciens, d'après le rapport de Plutarque, doivent, à cet égard, servir de modèles.... Les nourrices à Sparte proclamoient sur le seuil de la porte le calme et le silence..... En Hollande on suit des usages à peu près semblables..... La conduite, en un mot, qu'on tient auprès des nouvelles accouchées, doit tendre à leur donner des soins généreux, à éloigner d'elles tout ce qui seroit capable d'augmenter cette mobilité des nerfs, déjà portée à un si haut degré, et à leur procurer le repos le plus absolu de corps et d'esprit... Voyez ci-après No. 8.

(26) Il ne faudroit pas, par un préjugé opposé, autoriser la vie molle et oisive de certaines femmes

pour

pour détruire ce préjugé, dont l'effet ne peut que rendre le travail prématuré.

5. Il est naturel aussi aux femmes, sur-tout de leurs premiers enfans, d'avoir des accouchemens lents et pénibles qu'elles soutiennent avec courage et même sans danger lorsqu'elles sont sagement dirigées : leur position droite, avantageuse d'ailleurs, semble les y exposer originairement. Il étoit nécessaire à cet effet que le bassin, proportionnellement à la tête du fœtus, fût plus petit que dans les autres espèces. La nature a obvié à cet inconvénient par l'ossiffication incomplète des os de la tête du fœtus humain et la conformation imparfaite, ou dans un moindre degré dans les autres animaux ; de là, le fœtus devient à même de subir de grands changemens dans ses proportions et ses dimensions pour s'accommoder à

---

sur la fin de leur grossesse ; c'est à ce défaut d'exercice, que doivent fort souvent leur origine l'épuisement des forces et une foiblesse générale qui devient très-dangereuse.

B

la forme et à la grandeur du bassin , au travers duquel il doit passer ; ce qui, le plus souvent , n'a pas lieu sans la force des douleurs long-temps soutenues. Bien loin cependant de chercher à accélérer le travail et à déroger à son cours ordinaire , dans la vue de délivrer plus promptement la femme de ses peines , ce qui est toujours peu convenable et quelquefois dangereux, on doit se convaincre que sa marche doit être lente , et qu'il doit être entièrement abandonné à l'action de l'utérus et aux efforts de la constitution (*c).

(*c) Increpandæ sunt obstetrices , præsertim juniores temerariæ; quæ cum parturientes præ dolore ejulare opemque efflagitare audirent ne imperitæ vel parum satagentes videantur, manus oleis oblinendo , locaque muliebria distendendo, mirè tumultuantur ; porrectisque potionibus medicatis , facultatem expultricem irritant; atque moræ debitæ impatientes , dum accelerare ad facilitare partum cupiunt , eumdem retardant potius et pervertunt, efficiunt que non naturalem et difficilem....., Melius præfecto cum pauperculis res agitur, iisque quæ furtim gravidæ factæ clanculum pariunt , nullius

S'il se présente néanmoins des cas extraordinaires, c'est à l'habileté et au savoir du praticien, à décider s'ils exigent les secours de l'art, et à faire choix des moyens les plus assurés du succès.

6. Il n'est point dans la nature d'opération plus surprenante que l'acte de l'enfantement, et on ne sauroit être étonné des suites fâcheuses qu'entraîne quelquefois après lui un changement aussi important quoique bien naturel : à en juger d'après les principes connus, elles sembleroient devoir être plus fréquentes ; et quoiqu'elles proviennent souvent d'une mauvaise conduite ou de quelque imprudence dans les circonstances qui paroissent les plus favorables, on ne sauroit pas toujours les éviter avec les soins les plus assidus.

7. Dès qu'une femme est accouchée,

---

obstetricis advocata opera : quanto enim diutius partum retinent et morantur, tanto facilius et felicius rem expediunt.

Hary. exercitatio de partu.

B 2

il paroît nécessaire d'exercer sur la région abdominale une pression douce et uniforme. Les abus qui résultent d'une conduite opposée m'ont porté à défendre les bandages jusqu'au septième ou huitième jour après l'accouchement. En général, sous presque tous les rapports, le régime qu'on fait observer aux femmes en couche, tend à augmenter la disposition (27) qu'elles ont alors à l'inflammation ; on a soutenu la nécessité d'un régime tel, dans la persuasion qu'elles doivent être traitées comme des personnes épuisées de fatigues ou par des maladies de longue durée. Mais on se conduiroit plus convenablement et avec plus de probabilité de succès, si on avoit égard à cette disposition à l'inflammation dont on peut, avec raison, supposer la cause dans l'état antécédent et dans le dérangement actuel. D'après les vues générales de gué-

---

(27) Sans avoir une disposition plus marquée à l'inflammation, les femmes se trouvent dans un état propre à en favoriser le développement.

rison avec des traitemens différens, il semble néanmoins qu'il n'est pas de circonstance où on doive astreindre les femmes à un régime trop sévère, et qu'un changement aussi important ne pourroit avoir lieu sans correspondre en quelque sorte avec les premières manières de vivre. La négligence qu'on apporte à procurer la liberté du ventre (28) si tôt après l'accouchement, et à l'entretenir par la suite, spécialement chez les femmes qui ne nourrissent pas, peut occasioner la fièvre puerpérale ; mais je l'ai vu plus souvent provenir de ce que les femmes se levoient

---

(28) Ce précepte ne doit point être pris à la lettre; et la constipation qui suit naturellement l'accouchement , prouve assez qu'un état contraire du ventre , ne seroit pas sans danger pour le cours des lochies , et la montée du lait vers les seins. On remarque quelquefois que la fièvre de lait n'a aucunement lieu , ou qu'ayant déjà cessé , elle est suivie d'une nouvelle fièvre qu'occasionnera l'impression du froid ; s'il survient alors des douleurs et une tuméfaction de l'abdomen , ce sera une fièvre puerpérale.

B 3

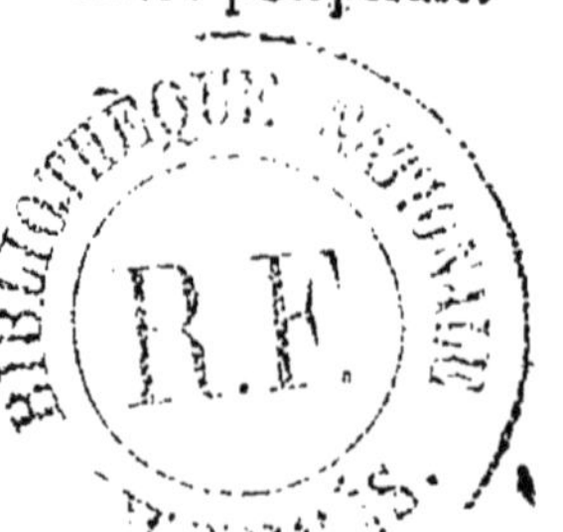

trop tôt et s'exposoient à l'air de trop bonne heure, que de toutes les autres causes accidentelles réunies : c'est pour cela, peut-être, que les femmes ne sont point aussi fréquemment atteintes de cette fièvre après un accouchement laborieux qu'après le travail le moins pénible et le plus facile (29), à cause des soins particuliers qu'on prend d'elles dans le premier cas.

8. Le temps auquel les femmes sont le plus exposées à la fièvre puerpérale, est fort douteux ; on l'a vu évidemment se déclarer avant le travail (30), dans le moment de l'élaboration des douleurs, ou dans le courant de cinq à six semaines après l'accouchement ; et plutôt elle se manifeste, toutes choses égales

---

(29) Il arrive souvent qu'après les grossesses et les couches les plus heureuses, cette maladie se manifeste tout à coup, sans qu'aucun symptôme précurseur en ait annoncé le développement.

(30) Ce qui prouve qu'on doit toujours apporter la plus grande attention aux phénomènes qui précèdent, accompagnent ou suivent l'accouchement.

d'ailleurs , plus elle présente de danger.
Mais elle survient le plus fréquemment
vers le troisième (31) ou le quatrième
jour après l'accouchement ; la malade
est saisie d'un frisson , dont la violence
et la durée feront généralement pres-
sentir le danger de la maladie qui doit
suivre ; dans quelques cas , cependant,
il n'y a eu ni froid ni frisson remarquable. Les malades avant le frisson ,
ont été très-foibles , et se sont plaintes
de douleurs vagues (32) dans la région
abdominale , qui devenoient bientôt
fixes vers la région hypogastrique dont le
gonflement et la tension étoient accompagnés d'une extrême sensibilité (33).
A mesure que la maladie se déclare ,
tout le bas - ventre se météorise et devient douloureux, acquiert presque la
même élévation qu'il avoit avant l'ac-

---

(31) Au temps de la révolution du lait , époque
fatale où se déclarent communément les symptômes
les plus alarmans.

(32) Et lancinantes.

(33) La malade , pour l'ordinaire , ne peut y
supporter le plus léger attouchement sans douleur.

couchement, et la femme, elle-même, s'apperçoit visiblement de ses progrès ; elle éprouve en même temps un malaise et des douleurs vives dans les lombes, les aines, dans une et quelquefois dans les deux extrémités inférieures qui s'enflent et deviennent excessivement douloureuses. Elle peut avec peine se tenir autrement que sur le dos ou sur un des côtés, ayant le corps recourbé, et le siège de la douleur semble varier lorsqu'elle change de position. Ordinairement il survient un vomissement de matières vertes ou légèrement teintes de jaune, ou bien, ce sont des rapports, de simples nausées, et la malade se plaint d'un très-mauvais goût à la bouche. Les lochies ne paroissent point, ou on remarque un prompt changement dans leur quantité ; quelquefois, quoique rarement, elles sont entièrement supprimées. La secrétion du lait ne se fait qu'imparfaitement (34)

---

(34) Les seins se flétrissent, et en général la révolution du lait n'a point lieu ; il est à croire cepen-

ou diminue. Les traits et le goût sont sensiblement altérés. L'urine est trouble, peu abondante , rendue avec peine et fréquemment ; des ténesmes , des selles fréquentes , et un trouble général vers la partie inférieure du tronc, annoncent que toutes les parties contenues dans le bassin sont à la fois affectées par la maladie. La langue se sèche , quelque-fois elle reste humide et recouverte d'un limon blanchâtre assez épais (35); mais selon les progrès de la maladie , elle paroît différer ; on l'a vu néanmoins dans quelques cas dangereux, très-peu changée. La malade ne tarde pas à concevoir les plus vives inquiétudes , éprouve communément des anxiétés pé-nibles , et donne par sa contenance des signes certains des peines d'esprit et de corps qu'elle ressent.

---

dant que la flaccidité des seins est l'effet du spasme général qui domine dans toutes les fièvres et sup-prime les secrétions.

(35) Elle est quelquefois d'un jaune verdâtre à sa base.

9. Cette maladie a souvent une marche extraordinairement rapide, particulièrement dans les saisons et les climats
chauds (36), où elle décide quelquefois la mort au bout de vingt - quatre
heures : j'ai vu quelques malades chez
lesquelles le froid n'a point été suivi
de chaleur ; chez quelques autres , la
mort a eu lieu inopinément après des
progrès à peine sensibles , mais insidieux
de la maladie , sans que les indications
aient annoncé le moindre danger ; dans
d'autres cas , l'accès du froid est suivi
de chaleur, de l'altération et des autres
symptômes qu'on remarque dans les
autres fièvres ; mais lorsque la douleur
du ventre (37) s'y joint , on doit la

---

(36) Lorsque dans une saison , ou dans un climat
où la diathèse phlogistique domine , cette maladie
vient à se déclarer , elle cède à l'influence de cette
constitution et prend son caractère : les auteurs s'accordent assez à la croire pour lors peu dangereuse;
et nous avons remarqué qu'en France elle se montre
plus particulièrement sur la fin d'un automne humide , ou dans le commencement de l'hiver.

(37) Et très-éminemment de l'hypogastre.

regarder comme le signe principal et pathognomonique. Il est à propos de connoître tous les symptômes (38) qui accompagnent le plus communément cette maladie, quoiqu'on ne les observe pas dans chaque individu , et qu'il se présente dans la pratique des cas dans lesquels la constitution de la malade, la partie affectée , l'intensité et le moment de l'invasion de la maladie après l'accouchement, feront naître beaucoup de variétés.

10. Le pouls dès le principe a presque toujours une vîtesse extraordinaire ; il est souvent dur et fort , ainsi qu'on l'observe dans les affections inflammatoires et les fortes complexions : quelquefois encore , il est excessivement foible et vîte (39) , au-delà de ce qu'on pourroit

______

(38) Il ne suffit pas de s'étayer d'un seul signe pour établir un bon diagnostic ; il faut, à l'exemple d'Hippocrate , ne juger que d'après le concours , l'ensemble de tous les signes que présente une maladie, et l'examen attentif de tout ce qui a précédé. *Non ex uno signo , sed ex concursu omnium.*

(39) Le pouls est assez ordinairement petit ;

l'attendre des circonstances concomi-tantes. Ce dernier signe est un des plus dangereux, donnant à croire que les forces de la constitution sont inca-pables de résister à l'intensité de la maladie. Il se présente néanmoins beau-coup de variations dans les périodes suivans , mais il est rarement un pro-nostic plus défavorable que celui que fournissent la foiblesse et l'accélération du pouls , quoique les autres symptô-mes puissent paroître moins sensibles.

11. Les signes de l'inflammation con-tinuent pendant quelques jours , et sont suivis de ceux de la putridité, qui parois-sent souvent plutôt dans cette maladie que dans beaucoup d'autres , vraiment inflammatoires de leur nature. Les dents, de très-bonne heure, se recouvrent d'un limon épais , et la malade a de l'aver-sion pour toutes sortes d'alimens ou de boissons , à l'exception de celles que leur acidité lui rend agréables. Elle est

---

concentré, accéléré , souvent convulsif , et par-là même irrégulier ; les forces sont abattues.

fatiguée

fatiguée par un hoquet dont chaque retour renouvel e singulièrement les douleurs du bas-ventre. On remarque souvent au premier période de la maladie dans certaines constitutions de l'air et des positions insalubres (40), des taches ou pétéchies, le plus fréquemment miliaires (41), qui paroissent plutôt être la suite de la méthode de traitement que de la maladie elle-

---

(40) Les positions insalubres peuvent occasioner des variétés dans les maladies qui attaquent les nouvelles accouchées, et les rendre beaucoup plus graves. *Peu* rapporte que la première époque où on avoit vu naître des maladies mortelles sur les femmes en couche à l'hôtel-dieu de Paris, dàtoit du temps où on avoit placé les accouchées au-dessus de la salle des blessés. Le célèbre Dessault confirmoit ce langage, en assurant que la mortalité étoit singulièrement diminuée depuis qu'elles avoient été transférées dans des salles vastes et salubres.

- (41) Quoique ces éruptions miliaires soient assez rares et le plus souvent symptômatiques, elles peuvent cependant devenir avantageuses. La nature, dit *Gastelier*, s'en sert pour empêcher de plus grands désordres, et comme un moyen de décharge de plus pour expulser la matière morbifique.

C

même, parce qu'elles ne produisent pas ce soulagement dont elles sont, pour l'ordinaire, suivies dans les vraies fièvres éruptives.

12. Les intestins en général, éprouvent un dérangement notable, et dans quelques cas, le cours de ventre succède immédiatement à l'invasion de la maladie ; dans d'autres, il n'a lieu que trois, ou quatre jours après, et plus rarement vers le dernier période de la maladie ; il est très-rare qu'il ne survienne pas du tout, et on ne sauroit s'y opposer avant la terminaison de la maladie sans la plus grande difficulté et même sans danger. Les selles sont souvent involontaires, toujours précédées d'une augmentation de douleur, et chaque évacuation produit un soulagement marqué, mais de peu de durée. Elles sont extraordinairement fétides, d'une couleur verte ou d'un brun obscur, et fermentant comme de la levûre de bière (42). Il est aussi à remarquer

____

(42) Écume que fait la bière quand elle bout.

qu'après la longue durée du dévoiement, lorsque la malade a commencé à prendre une petite quantité de nourriture liquide, les selles entraînent abondamment des matières dures qu'on pourroit soupçonner avoir été retenues dans les intestins durant un certain temps avant l'accouchement.

13. Il est une chose particulière dans cette fièvre, de laquelle je ne crois pas qu'on aie fait mention jusqu'à présent ; c'est une tumeur érysipélateuse (43) d'un rouge brun , qu'on observe sur les jointures des poignets , des coudes, des genoux, ou vers les malléoles, de la grandeur du schelling (44), et quel-

---

(43) Le docteur Home , dans ses expériences cliniques et ses dissections , 5ᵉ édit. 1783 , sect. 4 , lorsqu'il parle de la fièvre puerpérale , en fait aussi mention , comme d'un signe peu observé jusqu'alors. Je n'ai pas cru devoir donner ici la traduction de ce morceau détaché , m'étant proposé de travailler au plutôt à celle de tout l'ouvrage.

(44) Douze sous d'Angleterre , ou vingt-quatre sous de France.

C 2

quefois plus large. Elle est toujours un signe mortel, et on a observé chez les femmes mortes en pareilles circonstances, que la maladie avoit principalement affecté la matrice et ses dépendances.

14. Lorsque cette fièvre se manifeste bientôt après l'accouchement, et fait des progrès rapides pendant quelques jours, on espérera souvent en vain un événement favorable, et on pourra, d'ordinaire, prédire le danger qui menace, par la marche soutenue des syptômes et les retours du froid. Le cours de ventre qui succède immédiatement à l'invasion de la maladie, quoique pouvant sous un rapport en indiquer l'intensité, contribue toujours à la diminuer et devient par fois critique, ainsi qu'un vomissement spontanée, quelquefois même vers le dernier période, lorsqu'on perd tout espoir de guérison. La sueur abondante dont est suivi l'accès de froid, a souvent été complètement critique. On a vu quelquefois se faire heureusement un dépôt

de la maladie sur les extrémités (45)
où est survenue de l'inflammation et
s'est formé un large abcès ; un pa-
reil abcès , dans quelques cas , s'est
formé sur un côté de l'abdomen , et a
été guéri par le traitement le plus
simple (46). Le cours libre des lochies
est toujours un symptôme favorable et
une marque des plus certaines d'amendement ; l'affaissement du ventre après
des selles copieuses et avec la moiteur
de la peau, est un changement heureux
pour la malade ; mais sans évacuations
et avec la sécheresse de la peau, il
menace du plus grand danger. Dans les
cas les plus désespérés qui n'ont pas cédé

---

(45) Le plus communément à la cuisse, à cause
de leur connexion avec la matrice. Voyez *Puzos*,
et la note 61 , No. 35.

(46) Ces dépôts , pour l'ordinaire, ne sont pas
dangereux , et demandent le même traitement que
ceux qui surviennent à la suite des maladies aiguës ,
lorsqu'ils occupent le tissu cellulaire et sont super-
ficiels : il n'en seroit pas de même s'ils se formoient
sous les muscles iliaques, dans l'ovaire et autres
dépendances de l'utérus.

à tous les moyens indiqués dans le premier période, les malades qui ont échappé, semblent avoir dû leur guérison au vomissement dont il a été parlé ci-dessus (47), ou à une constitution assez forte pour soutenir la durée de l'excrétion des selles qui a graduellement dissipé les effets de la maladie.

15. On a regardé comme symptôme pathognomonique de cette maladie, la sensibilité et la tuméfaction du ventre (48) jointes à la fièvre. Mais comme cette partie est souvent intéressée par la force de la distension durant la gestation, par les tranchées après l'accouchement, par les flatuosités et les spasmes aussi-bien que par l'inflammation, il est possible que ces craintes soient peu fondées, et qu'on se méprenne en donnant le nom d'une maladie qui n'existe point à des accidens

---

(47) Voyez No. 8.

(48) C'est sur les causes particulières et déterminées de ces symptômes essentiels de la fièvre puerpérale, que les auteurs ne sont pas d'accord.

infiniment moins conséquens (49). D'après ce principe, on peut expliquer pourquoi quelques auteurs ont parlé avec clarté de la fièvre puerpérale , tandis que d'autres ont recommandé des méthodes de traitement étrangères à sa nature et peu appropriées à sa guérison ; mais avec attention et discernement , on peut aisément la distinguer des autres maladies avec lesquelles elle a quelque ressemblance (50). Les tranchées qu'éprouve une nouvelle accouchée, approchent le plus de ces douleurs de l'abdomen qui accompagnent la fièvre puerpérale ; mais on saura parfaitement

---

(49) Comme les accouchées sont sujettes à éprouver, soit une fièvre de lait un peu continue, soit encore d'une autre espèce, on n'est pas en droit d'appeler une fièvre *puerpérale* , avant qu'il se manifeste des symptômes qui annoncent une congestion au bas-ventre. *Méd. clin. de Selle , seconde édit.* tom. II , pag. 212.

(50) Quoique revêtue de formes variées , la fièvre puerpérale offre cependant dans ses différentes complications , des signes généraux qui l'accompagnent assez constamment.

ne pas les confondre , par la marche régulière de toutes les autres circonstances , et par les intervalles d'une parfaite exemption de douleur dans le premier cas , qui ne s'observent point ici , quoiqu'il y ait des exacerbations considérables.

16. Vers le même temps environ ou cette fièvre se déclare le plus fréquemment avec le caractère le plus dangereux , la secrétion du lait donne lieu à un dérangement remarquable dans la constitution. Le rapport qui existe entre la matrice et la poitrine est si intime , qu'il est à peine possible qu'elles soient affectées séparément , ainsi que le démontre le transport des humeurs de l'un à l'autre. Mais , quoique cette maladie ait été très-souvent attribuée au lait (51) , cette supposition est proba-

(51) Il sembleroit que la suppression du lait est plutôt l'effet que la cause de la fièvre , car elle n'a lieu ordinairement que lorsque la maladie est parvenue à un certain degré : il arrive quelquefois que le lait coule durant les premiers jours , qu'il cesse

blement dénuée de fondemens ; car, si cette secrétion n'est pas interrompue dans son cours naturel , les accidens qui en naîtront , quoiqu'ils puissent être fâcheux, ne seront cependant accompagnés d'aucun danger. Mais les femmes qui n'ont point l'intention ou la faculté de nourrir leurs enfans , ou auxquelles l'allaitement peut, sous quelque autre rapport ne pas convenir, sont exposées à diverses maladies dont les nourrices sont exemptes. Dans certains cas, la méthode que j'ai reconnu la plus efficace pour en prévenir les conséquences fâcheuses, a été de procurer des selles avant que la secrétion

---

d'autres fois de couler sans produire aucun accident fâcheux , ainsi qu'on le voit lorsqu'il se fait une évacuation considérable dans le temps de la délivrance, par les selles ou par les sueurs......
« Que la suppression du lait, dit le célèbre Doublet, » soit cause ou effet dans les maladies aiguës des » femmes en couche, elle n'en sera pas moins la » source de tous les accidens qui s'y manifestent, » et le principe des mouvemens critiques qui s'observent dans la fièvre puerpérale. »

du lait fût achevée , et d'en entretenir le cours libre pendant quelques jours après. L'inflammation feroit-elle des progrès et se formât-il quelque abscès dans la poitrine , c'est ce qu'on considère comme des preuves du peu de ménagement ; mais on est fortement porté à conclure que ces accidens proviennent souvent des maladies plus graves et plus dangereuses , et que ce n'est pas par le défaut de soins qu'on a pu s'y opposer. Il est remarquable qu'on a observé plus d'une fois des femmes atteintes de cette fièvre, chez lesquelles un abcès se formoit dans la poitrine (52). A tout autre période de la maladie , lorsqu'il existe dans la constitution une disposition à des ma-

---

(52) Voyez *Puzos* ... *Doublet* ... *Grimaud* ... Ce dernier prétend que les dépôts qui se forment sur des organes nobles , et plus généralement même sur les parties intérieures , deviennent absolument mortels. Les deux premiers rapportent des exemples de dépôts formés sur le bas-ventre , la poitrine et le cerveau , qui ont été guéris par les secours de la nature ou de l'art.

ladies cancéreuses , si elles portent sur la matrice ou sur la poitrine , cela ne paroît être que purement accidentel.

17. Une maladie dans laquelle les symptômes se présentent avec violence , marchent avec rapidité , et dont l'événement a si souvent été fatal , ne peut que vivement intéresser tout homme jaloux de la conservation de ses malades et de sa propre réputation ; et c'est dans des circonstances aussi périlleuses que celles où se trouvent les femmes au moment de leur accouchement, que les sentimens d'humanité nous pressent de les aider de nos lumières avec zèle et affection.

18. On doit , au premier abord , tâcher de diminuer la durée du froid (53),

---

(53) *Selle ,* Méd. clin...... fait observer trois indications principales à remplir : la première est de prévenir la maladie en écartant toutes les causes irritantes et en diminuant la surabondance du lait ; la seconde est , la maladie une fois déclarée, de chercher et combattre les causes irritantes ; la troisième est d'évacuer l'humeur déjà déposée, par la voie que la nature même paroît indiquer,

par des applications chaudes aux extrémités, et en donnant des boissons dé-
layantes chaudes , en petite quantité et
souvent répétées. C'est avec la même
intention que quelques praticiens ont
jugé convenable de donner des cordiaux
très - actifs ; mais comme l'accès de
chaleur qui succède, dépendra en quelque sorte des moyens qu'on aura mis
en usage , il ne paroît pas à propos de
donner des liqueurs spiritueuses , à
moins qu'elles ne soient unies à un
véhicule approprié.

19. La saignée a été conseillée dans
le commencement des maladies aiguës,
dans l'intention d'en arrêter le cours,
de diminuer la violence des symptômes,
ou de rendre plus sûr et plus efficace
l'effet des remèdes qu'on devoit administrer par la suite. Actuellement aussi
quelques praticiens ont mis leur entière
confiance dans le libre et le prompt
usage de ce remède , tandis que d'autres
ont paru singulièrement le redouter,
et ont manifesté sur ce point toute
leur

leur appréhension (* *d*). Il est peut-être impossible d'établir une règle de pratique assez générale pour ne pas être obligé de se conduire avec prudence ; car le traitement des malades qui diffèrent dans leur constitution , quoique atteints de la même maladie , doit varier , ou bien , donner inévitablement lieu à des conséquences fâcheuses.

20. Dans le commencement de ma pratique , je doutois beaucoup de l'efficacité de la saignée, employée indistinctement pour la guérison de cette maladie , et j'ai été long-temps de l'opi-

---

(* *d*) « Equidem de sanguinis missione multum
» controvertitur ; nonnulli enim venam pluries tundendam esse arbitrantur ; dum cæteri vel minimam sanguinis detractionem aversantur. » . . .
Et plus bas : « Hæc (praxis) enim docet phlebotomiam, haud nisi casu urgentiori et summâ cautelâ esse celebrandam , pro rerum conditione.
» Cæterum multa de hâc re lepide et dilucide tradita : præstant apud scriptores, quæ tamen inter praxim implicatissima deprehenduntur. »

Lieutaud. . . *synops. univ. praxeos medicæ,*
tom. 1 , de morb. puerperarum, pag. 463.

D

tion qu'elle n'étoit point le moyen le plus naturel, le plus sûr et le plus efficace : j'observois que les hémorragies spontanées étoient rarement critiques dans cette maladie ; je soupçonnois que les femmes en couche soutenoient plus difficilement la saignée que dans presque toute autre situation ; et d'après quelque défaut dans ce remède ou quelque erreur dans son application, j'ai été moi-même souvent trompé dans mon attente, lorsque je comptois en obtenir du succès. Il paroissoit aussi assez constant que les femmes qui avoient perdu beaucoup de sang (54) au moment de l'accouchement, étoient plus exposées à cette maladie, et qu'elle leur étoit communément fatale ; il sembloit, en outre, qu'on devoit craindre les suites

____

(54) « Vix omittenda annotatio quod sub mensibus profusis sæpè sæpiùs viderint simul febrem accensam. »

Fink ... dissert. de feb. bil. anom. pag. 155.

Voyez aussi *Selle*, méd. clin. 2e. édit. tom. 2, pag. 219 et 220.

de l'erreur qu'on commettoit par l'usage trop libre de la saignée , parce qu'elles étoient plus difficiles à réparer que celles qui pouvoient provenir d'une conduite opposée.

21. Mais je suis à présent convaincu , par de nombreuses expériences, que mon raisonnement étoit faux , que mes craintes étoient mal-fondées , et que ce que je regardois comme des préuves de l'in-suffisance et de l'inefficacité de la sai-gnée , devoit réellement être attribué à la négligence qu'on apportoit à la pratiquer convenablement dès le commencement de la maladie ; en un mot, que si on laisse passer le premier période sans pouvoir en faire usage , on aura perdu le moment opportun , et le médecin qu'on appellera ensuite , quelques talens et connoissances qu'il puisse avoir, n'aura trop souvent que le chagrin d'être le spectateur d'une faute qu'il ne peut plus réparer , et d'un événement malheureux auquel il ne peut que donner ses regrets.

22. Il est en général absolument né-

cessaire de saigner abondamment (55)
au commencement de la fièvre puerpérale , et on peut dès-lors en espérer
le même avantage que dans toute autre
maladie inflammatoire, en d'autres circonstances. À l'égard de la quantité de
sang qu'on doit se proposer d'obtenir
par la saignée , on se conduira d'après
la constitution de la malade et la violence des symptômes. Si on s'apperçoit
d'un amendement après la première ,
et si l'intensité de la maladie l'exige
encore , on sera autorisé à les réitérer
dans de courts intervalles , non dans
la vue de modérer ou de retarder les
progrès de l'inflammation , mais, s'il
est possible de la détruire entièrement ;
car , lorsque la fièvre s'est soutenue

(55) Il est à observer que l'auteur est Anglais ,
qu'il a exercé la médecine en Angleterre, et que ,
par conséquent, le traitement qu'il conseille ne sauroit convenir en tout aux femmes françaises , chez
lesquelles la différence du climat, des alimens, de
la manière de vivre , doit nécessiter quelque modi-
fication.

pendant quelques jours , les symptômes
de putridité se manifestent très-rapide
ment , et sa durée dépend de causes
qu'on n'est plus à même d'éloigner par
la saignée. Lorsque l'invasion est vive
et la constitution foible , il peut être
sûr et quelquefois plus avantageux de
tirer du sang par le moyen des scarifications ou des ventouses (56), ou bien
par l'application de huit à dix sangsues
à la partie de l'abdomen qui paroît être
principalement affectée.

23. Mais quoique les femmes qui ont
eu des hémorragies utérines considérables au temps de l'accouchement, soient
pour cette raison ou pour toute autre ,
plus particulièrement sujettes à la fièvre
puerpérale , et quoique cette maladie
soit rarement guérie par des hémorragies spontanées , encore celles-ci sont-

---

(56) L'application des ventouses ne seroit peut-
être pas sans inconvénient sur des parties aussi
molles que les parois du bas-ventre, et l'irritation
qui en seroit la suite, pourroit ajouter peut-être à
la facilité qu'à l'inflammation à se développer dans
ce cas.

elles quelquefois critiques. Le cas suivant qui m'a été communiqué par le docteur *Joseph Denman*, qui m'est recommandable autant par les sentimens d'estime et de considération que par ceux d'une amitié fraternelle, et dont il m'est permis de parler avec des termes de haute approbation, est un exemple de cette espèce.

« Je fus appelé au milieu de la nuit,
» pour aller à dix milles (57), chez
» une femme dont le placenta étoit
» encore retenu plusieurs heures après
» la naissance de l'enfant. Le défaut de
» courage de la part de la femme pour
» attendre mon retour, et la distance
» de ma demeure, furent les raisons
» qui me déterminèrent à tenter de le
» détacher. Le placenta étoit fortement
» adhérent, mais la séparation en fut
» faite très-doucement et sans hémor-

---

(57) Le mille anglais contient huit stades, le stade quarante perches, et la perche seize pieds et demi ; il équivaut, par conséquent, à cinq mille quatre cent cinquante-quatre pieds.

» ragie conséquente. Vers le troisième
» jour, la malade fut saisie de frisson
» et de fièvre qui continuèrent toute la
» nuit. Cet accès se termina par une
» perte si considérable de sang par la
» matrice, qu'on m'envoya chercher de
» nouveau ; l'abdomen n'étoit point
» tuméfié , mais il étoit extraordinai-
» rement sensible ; la malade éprouvoit
» une vive douleur à la tête , mani-
» festoit une altération constante , un
» léger délire, et il n'y avoit point de
» selles ; un redoublement de fièvre
» chaque soir , et la même perte de
» sang chaque après-midi eurent lieu
» pendant dix jours. La malade prit,
» dans les intervalles , de la poudre
» testacée avec la rhubarbe , des mix-
» tures salines, de la teinture de roses
» Nº. 4 , de l'infusion de kina Nº. 3,
» et quelques doses d'opium : elle fut
» à la fin rétablie. »

24. Les hémorragies semblent, dans ce
cas, avoir été absolument critiques ;
ma propre pratique m'a fourni des exemples de même espèce dans différens pé-

riodes de cette fièvre , et la plupart ont prouvé le grand avantage de l'écoulement des lochies. J'ai même , dans ces cas , eu des raisons pour présumer que la maladie avoit non-seulement pris origine dans la matrice , mais qu'elle y étoit bornée sans s'étendre aux viscères abdominaux.

25. Lorsque l'attaque de cette fièvre est violente , elle est souvent accompagnée d'un vomissement de matières bilieuses , les selles aussi sont fréquentes , et le début est quelquefois tel , à peu de choses près , que celui d'un cholera morbus. On a presque universellement eu pour règle dans la pratique , dans d'autres maladies , d'aller au-devant des intentions évidentes de la nature , au moins de ne point les contrarier ou chercher à les détruire ; mais en cela, on s'est conduit de diverses manières. On a objecté qu'une femme nouvellement accouchée a déjà trop souffert , pour soutenir impunément une méthode de traitement reconnue utile dans d'autres fièvres avec les

mêmes indications , ou que les parties affectées seroient trop fatiguées de nouveau par l'opération d'un émétique. On a aussi conjecturé que le vomissement et le dérangement de l'estomac devoient être attribués à la seule irritation de l'utérus , et qu'ils n'étoient que des symptômes hystériques , *selon l'acception commune de ce mot* ; qu'il n'étoit pas vraisemblable pour lors de les combattre avec des moyens actifs. Mais si on considère la qualité des matières rendues par les selles , le soulagement manifeste que la malade reçoit immédiatement de ces évacuations et les avantages qu'on a reconnu en résulter dans le cours de la maladie , il paroît impossible de trouver des circonstances qui indiquent plus fortement la nécessité de donner un émétique. On s'est accordé à croire que le vomissement des matières porracées , lorsqu'il n'est qu'un symptôme hystérique , n'exige pas des évacuations ; que même , dans certains cas , on peut soupçonner que cette matière porracée par son irritation sur l'estomac , est la matière morbifique qui occasione ou augmente les spasmes , et qu'on ne devroit pas arrêter cette évacuation , quoique surabondante , parce qu'il seroit difficile que les remèdes agissent avantageusement dans un estomac rempli d'humeurs viciées.

26. Mais quelque peu satisfaisantes que puissent être ces raisons , l'expérience me portera à affirmer que lorsque de tels accidens accompagnent le commencement de la maladie ou surviennent dans le cours de ses progrès , on laissera perdre le moment opportun si on ne peut donner un vomitif (58), et

---

(58) C'est dans la fièvre qui attaque les nouvelles accouchées de l'hôtel-dieu de Paris , qu'on a vu le succès le plus marqué de l'administration de l'émétique. L'application de divers remèdes avoit été inutile jusqu'à l'époque où le médecin Doulcet (en 1782) employa la méthode suivante; elle consiste à saisir l'instant de l'invasion de la maladie pour donner quinze grains d'ipécacuanha , en deux doses égales et à une heure et demie d'intervalle ; à réitérer ce remède le lendemain , quoiqu'on s'apperçoive de la diminution des douleurs et de la tension de la ré-

que cette opération, loin d'entraîner avec elle le moindre danger, répond encore probablement à d'autres motifs qu'à celui seulement de nettoyer l'estomac. Il est néanmoins à observer que l'émétique, dans ce cas, est sur-tout conseillé pour détruire ce symptôme, sans attendre par-là la guérison complète de la maladie. Il est même des praticiens, si zélés partisans de l'usage des émétiques, qu'ils en recommandent la répétition chaque jour, et qu'ils ont assuré que ce sont les plus puissans moyens curatifs de la fièvre puerpérale ; mais

---

gion abdominale ; à le répéter trois ou quatre fois si ces symptômes continuent ; à soutenir la liberté des selles par une potion composée de deux onces d'huile d'amandes douces, d'une once de sirop de guimauve et de deux grains de kermès minéral ; de continuer ainsi, pendant sept à huit jours, l'usage de la potion, et de donner pour boisson une simple eau de graines de lin, ou de scorsonère, édulcorée avec le sirop de guimauve ; enfin de purger, après ce temps, avec la manne et le sel de duobus, ou *sulfate de potasse*.

Cette méthode ne sauroit convenir à toutes les formes que la fièvre peut présenter.

je m'abstiens de porter à cet égard un jugement, par le peu d'expérience que j'ai sur le mérite de cette pratique.

27. Il me sera permis de faire ici une digression, dans le dessein d'observer qu'il paroît qu'on a admis de très-bonne heure en médecine, deux opinions différentes relativement au traitement des fièvres en général. La première et la prédominante étoit que toute fièvre étoit le travail de la constitution elle-même, tendant à opérer un changement avantageux, ou à séparer et rejeter quelque matière nuisible, ou bien à changer un état du corps en un autre beaucoup plus approprié à la libre exécution de ses fonctions. Ce travail étoit généralement, quoique improprement défini par le mot *fermentation* (59), par lequel les anciens entendoient les différens états des corps lorsqu'ils devoient éprouver quelque

---

(59) Où mouvement interne qui s'excite de lui-même-dans quelques corps, et par lequel les parties de ce corps se décomposent pour former un nouveau corps.

nouveau

nouveau changement, ou bien l'action par laquelle ce changement s'opéroit. Comme ce travail dans les fièvres étoit regardé comme salutaire, on ne pouvoit point, conformément à cette opinion, le troubler sans commettre une faute essentielle, à moins qu'à l'égard de quelque irrégularité ou de quelque déviation extraordinaire de son cours accoutumé, on pût juger nécessaire de le modérer lorsqu'il est trop énergique, ou de l'aider lorsqu'il se fait avec trop de lenteur. La seconde opinion étoit que dans une fièvre excitée par une cause quelconque, le corps étoit dans un état contraire à son bien-être, et peut-être incompatible avec la vie, et qu'on devoit toutefois se rendre maître de la fièvre par le prompt usage de certains moyens propres à éloigner la cause, à modérer l'action des forces elles-mêmes de la constitution, à réduire le corps au point qu'il fût incapable de soutenir ou maintenir cet état, qu'on pourroit appeller le travail fébrile.

E

(50)

28. On s'appercevra promptement de
cette diversité d'opinions en approfon-
dissant les différens systèmes et les méthodes variées de traitement pour les
fièvres , qui jusqu'à ce jour sont par-
venues à notre connoissance, ou nous
ont été laissées pour guides de notre
conduite. Il n'y a pas de doute que la
connoissance de ces deux opinions ne
puisse, dans certaines circonstances, être
d'une grande utilité dans la pratique ,
si on sait éviter les extrêmes ; mais la
connoissance d'une maladie ou d'une
méthode de traitement est bien moins
à apprécier que le talent d'en faire une
juste application , qui appartient seul
au médecin instruit. Celui-ci en décou-
vrant le siège principal de la maladie ,
en pesant l'importance de la partie affectée d'après la constitution du sujet ,
la nature de la maladie, son état présent
et ses suites probables, en prenant aussi
en considération toutes les circonstances
concomitantes , ne demeurera pas long-
temps dans le doute et l'erreur , et se
créera une règle de conduite sur la-

quelle n'influera aucunement telle ou telle doctrine.

29. Mais dans le traitement de la fièvre puerpérale , la difficulté s'est accrue en raison des ménagemens jugés nécessaires d'après les motifs déjà allégués. On avoit aussi prétendu que par le cours régulier des lochies , toutes les maladies qui survenoient dans cet état pouvoient être prévenues, ou, plus naturellement guéries , et qu'il falloit défendre toute évacuation par laquelle il étoit à présumer que les premières seroient interrompues ou supprimées. En un mot , il y avoit en cela quelque chose de sacré ou de mystérieux auquel nous n'étions pas autorisés de former opposition ; et ni le sens commun , ni l'observation n'ont eu assez d'efficacité pour contredire ces impressions qui ont pris origine de la spéculation et du préjugé , et qui sont assez pleinement prouvées aujourd'hui avoir été sans fondement.

30. Depuis plusieurs années , après avoir éprouvé beaucoup de difficultés

et de contrariétés dans le traitement de cette fièvre, j'ai donné la poudre recommandée et mise en réputation par l'approbation de feu le docteur James. J'ai fait usage avec succès de la formule suivante.

ꝶ. Tartre émétique , deux grains.

Yeux d'écrevisses porphyrisés , deux scrupules :

Mêlez exactement.

Après la saignée et avoir fait prendre , selon la nécessité , un lavement à la malade, j'ai donné de trois à dix grains de cette poudre ainsi préparée , en la répétant selon que les circonstances l'exigeoient.

31. Si la première dose ne produit pas d'évacuations sensibles , *car on ne doit compter que sur elles* , il faut en redonner une plus forte deux heures après, et procéder de cette manière jusqu'à ce qu'on ait atteint le but qu'on se propose.

32. Mais si la première dose occasione le vomissement , des selles ou une

sueur abondante, on doit en attendre
un bon effet, et on sera à même, pour
lors, de juger de l'avantage de la répéter.

33. Mais lorsque les évacuations paroissent terminées, s'il existoit encore
quelque syptôme alarmant, il ne faudroit pas hésiter de faire un nouvel
usage de la poudre : la même quantité
peut souvent ne pas être nécessaire si
la première dose a convenablement
opéré. On ne peut pas raisonnablement
espérer qu'une maladie qui porte avec
elle des signes aussi évidens de danger,
cesse aussi promptement, lors même
que sa cause seroit en grande partie
détruite. On doit encore être bien soi-
gneux de ne pas trop compter sur la diminution de ces symptômes, de manière
à discontinuer entièrement les moyens
qui l'ont produite, car il n'y a pas de
maladie où les rechûtes soient plus fréquentes; et elles sont en général plus
graves que la première attaque et menacent du plus grand danger. Il faut
aussi observer que comme la certitude

de la guérison dépend souvent de la répétition convenable de la poudre , il n'est pas toujours à propos de la donner à des heures réglées.

34. Si l'invasion de la maladie étoit accompagnée d'un mal-aise , de rapports ou de mauvais goûts à la bouche, ce remède manquera rarement d'occasioner le vomissement , et la malade, par le soulagement qu'elle en éprouvera, donnera une nouvelle preuve de l'utilité de cette méthode. Ce remède procurera souvent aussi des selles copieuses , extraordinairement fétides, et, comme on l'a déjà observé (60) , mélangées de matières durcies. La vue des déjections doit guider en quelque sorte par rapport à la durée des évacuations , à proportion que le ventre s'affaisse , et que les autres symptômes deviennent plus favorables. L'urine est moins rare, accompagnée de la moiteur de la peau ou d'une forte sueur , et l'écoulement des lochies peu abondant auparavant,

____

(60) Voyez N°. 12.

d'une sérosité ichoreuse et fétide, re-
paroît et augmente. Mais il ne faut pas
perdre de vue que le flux modéré des
lochies ne doit jamais être regardé
comme un indice de la maladie, indépendamment des autres signes, parce
qu'elles peuvent varier dans leur quantité par rapport à chaque constitution
individuelle.

35. Dans le même temps où on s'occupe de rendre avantageuses la saignée
et la poudre antimoniale, il ne faut
point négliger l'usage d'autres moyens
qui peuvent contribuer à procurer un
bien-être immédiat ou quelque soulagement à la malade. Les lavemens émolliens sont nécessaires et très-appropriés
dans les cas de douleurs violentes, particulièrement si elles sont précédées ou
accompagnées de constipation. Ils ont
été regardés comme des moyens impor-
tans, des plus prompts à exciter des
selles, et propres à servir de fomentation aux intestins ; quelques médecins
d'une grande expérience, ont pensé
qu'ils étoient capables d'éloigner, en

grande partie , la cause de la maladie et d'en prévenir la durée , lorsqu'ils étoient administrés assez fréquemment pour être à la fin rendus sans mélange de matières fécales. Les fomentations ou bains de vapeurs , ou même les bains chauds , peuvent quelquefois être employés avec avantage ; mais je pense qu'une flanelle chaude , pliée , bien arrosée d'eau-de-vie , et renouvellée par intervalles , est une des meilleures applications et des plus avantageuses. Lorque la douleur est bornée à une partie de l'abdomen , un emplâtre vésicatoire (61) appliqué directement sur

____

(61) S'il y a plus d'éréthisme que d'inflammation, les vésicatoires peuvent nuire par leur irritation , et occasioner de nouvelles congestions. (1) Appliqués aux cuisses , ou aux jambes , ils peuvent relever les

(1) Ils peuvent nuire sur-tout si , se trompant sur le vrai caractère de la fièvre puerpérale , on les emploie dans un cas où ce caractère est décidément inflammatoire ; car alors ils hâteront la suppuration dans le point engorgé , l'expérience ayant déjà prouvé que cet effet de suppuration est presque toujours la suite de l'application des vésicatoires dans les tumeurs inflammatoires , et dans ce dernier cas.

cette partie , peut toujours être conseillé avec assurance , et aura son
utilité. Comme il est absolument nécessaire de délayer abondamment, on aura
soin de faire prendre à la malade quelque boisson appropriée en petite quantité
et souvent répétée. La plus agréable et
en général la meilleure , est l'eau de
poulet ou d'un bien jeune veau. Si on
éprouvoit quelque opposition à la mettre
en usage, l'eau d'orge, un léger gruau,
le lait et l'eau, le petit lait et toute
autre boisson de cette espèce (62),
pourront y suppléer avec avantage et
satisfaire le goût de la malade.

36. Je traitai de cette manière la
femme d'un soldat des gardes , que je
suivis dans un accouchement heureux
mais fort lent , le premier juillet 1757.
Elle étoit d'une forte complexion , et

----

forces , établir dans ces parties un centre d'irritation,
et favoriser ces œdèmes des extrémités , ou ces dépôts extérieurs qui ont si souvent amené une terminaison critique de cette maladie. V. No. 14, note 45.

(62) Voyez la note 58 du N°. 26.

âgée de trente ans environ : trente-six
heures après avoir donné le jour à
son enfant, elle fut saisie d'un frisson
violent, suivi de douleurs aiguës dans
l'abdomen et les régions lombaires ; elle
devint presque aussi-tôt de la même
grosseur qu'elle avoit été avant son
accouchement. Je lui donnai dès le
troisième jour quatre grains de la poudre
antimoniale dont j'ai fait mention ci-
dessus (63), et n'en voyant pas d'effet
sensible, je réitérai cette même quantité
deux heures après. La malade vomit
deux fois, et par la répétition du remède, environ six heures après, elle
rendit par dix-sept selles consécutives
des matières ressemblantes à de la lé-
vûre. Le bas-ventre revint presque
entièrement à son état naturel, la sensibilité et la fièvre étoient aussi beaucoup diminuées. Comme elle étoit très-
fatiguée, je lui donnai une potion cor-
diale avec quelques gouttes de laudanum

____

(63.) Voyez N°. 30.

qui procura dans la nuit, du sommeil et une sueur abondante. Il ne parut plus nécessaire de répéter la poudre, et la malade se rétablit parfaitement, sans prendre d'autres remèdes que quelques potions salines, et deux fois le jour sur la fin du traitement, la décoction de kina.

37. Je me félicitai d'avoir obtenu du succès dans ce cas, et dans quelques autres qui s'offrirent à ma pratique vers le même temps ; je présumai que j'avois à la fin découvert une méthode de traiter cette maladie, et un remède qui manqueroit rarement de répondre à mon attente. Mais mon expérience ultérieure m'a convaincu que sans avoir fait précéder, et peut-être répéter la saignée dans certains cas, la fièvre souvent ne cédera pas à ce remède, qui deviendroit pour lors douteux. Je suis néanmoins persuadé que s'il est possible de l'administrer dès l'invasion de la maladie (64), on en obtiendra sou-

____

(64) Voyez N°. 26, note 58.

vent l'avantage le plus marqué. Il est sur - tout à désirer que les médecins puissent donner des soins très-prompts (65) aux malades dans cette maladie ; car les dissections de celles qui en sont mortes, ont prouvé qu'elle faisoit des ravages en diverses parties avec une rapidité surprenante. Dans un très-grand nombre de malades que j'ai eu occasion d'examiner, j'ai observé chez quelques-uns, par fois, tous les phénomènes suivans. La matrice ou ses dépendances étoient dans un état d'inflammation (66), un des ovaires, quel-

---

(65) Les médecins seuls en état de bien caractériser une maladie, ne sont pas communément appelés auprès des femmes en couche, sur-tout pendant les premiers jours. Il est cependant bien souvent essentiel de reconnoître de bonne heure, chez la nouvelle accouchée, l'espèce de complication qui détermine les accidens qui se manifestent.

(66) Quelques médecins, tels que *Leake*, *Hulme*, etc. ont voulu affirmer que la matrice étoit absolument dans son état naturel : *Galien* paroît avoir été de cette opinion. Voyez comm. de l'hyst. de la femme de.... tome 3, page 477.

D'autres pensent comme l'auteur, tels que *Johnson*, *Johnstone*, *Pouteau*, etc.

quefois

quefois tous les deux étoient de couleur livide et comme sphacélés. La substance de la matrice étoit lâche et spongieuse, et elle étoit moins contractée qu'elle ne devoit l'avoir été jusqu'au moment de l'accouchement. Son orifice et la partie à laquelle adhéroit le placenta étoient décolorés ; de petits abcès se rencontroient dans la substance de la matrice ou dans la membrane cellulaire qui l'unit aux parties environnantes ; la vessie étoit enflammée ; l'épiploon étoit très-mince, irrégulièrement tendu et dans un état de phlogose. Les intestins étoient enflammés, sur-tout vers la duplicature du péritoine, avec adhérence et gonflement. On appercevoit en plus ou moins grande quantité dans la cavité abdominale une sérosité extravasée. Mais les choses n'en étoient pas à ce point lorsque la malade avoit soutenu des évacuations abondantes. On a pareillement trouvé quelquefois dans la cavité de l'abdomen , de larges flocons d'une lymphe coagulable qu'on a souvent eu

F

pris pour du lait caillé (67) ou pour des portions fondues de l'épiploon. Il faut, à la vérité, convenir que les connoissances acquises dans cette recherche, n'ont pas eu une utilité pour la pratique, proportionnée à l'exactitude et aux soins avec lesquels elle a été faite. Tout ce qu'on a pu apprendre, a sur-tout prouvé que diverses parties sont affectées chez différens sujets ; que lorsque la maladie a continué avec violence pendant quelques jours, ses effets seront généralement au-delà de la portée de la médecine, et que si la malade se rétablit heureusement, son rétablissement dépendra de circonstances dans lesquelles le médecin ne peut agir qu'avec difficulté et beaucoup d'incertitude.

38. Lorsque la maladie présentera moins d'intensité et affectera des constitutions plus délicates, il sera nécessaire de suivre les mêmes vues, quoiqu'avec moins d'activité. Dans certains

---

(67) Ou petit lait non clarifié.

cas , après la saignée , (qu'on peut rarement omettre impunément) et avoir donné une dose convenable d'ipéca-cuanha (68) ou une infusion de fleurs de camomille , il est à propos de prescrire les remèdes les plus doux ; mais ils doivent être tels qu'ils produisent néanmoins un effet prompt et assuré ; car , s'ils ne procurent pas des selles , on laissera échapper le moment favorable et perdre les moyens d'agir avec efficacité , et le soulagement qu'on obtiendroit pour lors , ne sauroit être

---

(68) L'auteur est un de ceux , parmi les Anglais sur-tout , qui insiste le plus sur l'usage de l'ipéca-cuanha , non-seulement donné au commencement , mais répété plusieurs fois , et aussi long-temps que les symptômes paroissent résister à l'action des remèdes : l'ipécacuanha , il est vrai , par sa qualité secondaire , tonique et subastringente , empêche les vaisseaux lymphatiques de verser dans la cavité de l'abdomen, l'humeur laiteuse qu'ils contiennent alors, en les resserrant convenablement. Son action doit être distinguée de celle de l'émétique par le trouble que cause celle-ci, tandis qu'elle est au contraire modérée, instantanée , ne fatigue pas les malades , et n'est pas dangereuse.

durable. On peut d'abord, par un lavement émollient, faire sortir toutes les matières fécales, durcies et retenues dans le rectum, et ensuite prescrire quelques portions salines à une dose convenable avec le sel de la Rochelle (69), le sel polychreste (70) ou avec la rhubarbe ; ou bien la potion suivante, qu'on donnera toutes les trois ou quatre heures.

> ℞. Sel de la Rochelle et manne choisie, de chaque deux dragmes.
>
> Infusion de séné ordinaire N°. 2, et eau alexitère simple, de chaque une once.
>
> Teinture de cardamome N°. 8, trente gouttes :
>
> *Mêlez pour une potion.*

On peut encore faire dissoudre deux onces de sel cathartique amer (71)

---

(69) Sel de la Rochelle...... Sel de seignette..... ou tartrite de soude.

(70) Sel polychreste... de glaser... mélangés par parties égales de nitre et soufre.... assimilé depuis au sulfate de potasse.

(71) Sel cathartique amer..... Sel d'epson..... Sel de sedlitz.... ou sulfate de magnésie.

dans une pinte (72) de gruau léger ,
et en donner une ou deux fortes cuil-
lerées chaque heure , jusqu'à ce qu'on
ait obtenu des évacuations convenables.

39. Dans tous les cas qui exigent des
évacuations promptes et répétées pour
la guérison de la maladie , particulièrement si elle est accompagnée de fortes
douleurs , il est nécessaire de ménager,
autant que possible , les forces de l'accouchée, afin qu'elles la mettent à même
de revenir de la fatigue qu'elle vient
d'éprouver par l'action des remèdes :
c'est dans ce dessein qu'on prescrit des
opiats , observant toutefois que donnés
dans la vue d'appaiser une douleur ou
calmer quelque agitation , ils devien-
dront inutiles s'ils ne sont portés à une
dose capable de produire les effets qu'on
se propose d'obtenir ; car , ce n'est
qu'ainsi qu'on peut juger de leur utilité.
Dans quelques cas aussi , accompagnés
dès le commencement de vives souf-

---

(72) Ou chopine de France.

frances , on a jugé nécessaire de donner une forte dose de teinture thébaïque N°. 7 , immédiatement après la première saignée , sans attendre d'autres évacuations. Il n'y a pas même lieu d'hésiter sur l'usage ou la répétition d'un opiat , à quelque période que ce soit de la maladie , lorsque la violence de la douleur le demande ; car , quoique la douleur puisse originairement être une conséquence de la maladie , elle devient, après un certain temps , une cause puissante de sa durée et de son augmentation.

40. Dans quelques circonstances , on peut douter si la malade est véritablement atteinte de la fièvre puerpérale. La douleur par son intensité et son genre pouvant provenir d'autres causes , et les symptômes fébriles paroissant légers et symptômatiques , dans cet état d'incertitude , il faut peser les inconvéniens qui peuvent résulter de notre conduite d'après l'un ou l'autre principe , afin d'éviter une opinion erronée. Y eût-il inflammation et attribuât-on

la maladie à d'autres causes , il y auroit
des conséquences fâcheuses à redouter ;
mais si on conclud qu'il y a inflammation lorsqu'elle n'existe pas , et qu'on
agisse conformément à cette idée ,
l'erreur dans laquelle on tombe, n'aura
d'autre effet pernicieux que de donner
lieu à une foiblesse de peu de durée ,
qui ne formera point obstacle à la guérison de la malade.

41. Dans les cas où la maladie sera
la plus bénigne, après avoir saigné une
fois, on adoptera la méthode simple de
donner une potion laxative , dans le
dessein de procurer chaque jour quatre
ou cinq selles ; et un opiat donné chaque
soir, produira les plus heureux effets.
Je ne saurois mieux exprimer ma façon
de penser sur l'avantage qu'on peut
retirer en purgeant journellement, que
par le récit du cas suivant, que j'eus
dernièrement occasion de recueillir.

42. La femme d'un particulier distingué, d'une complexion assez forte ,
accoucha de son premier enfant vivant,
après un travail très-lent et pénible ;

quatre heures environ après , elle prit le dévoiement, et les selles , de matières noirâtres excessivement fétides , furent bientôt involontaires. Je la vis de bonne heure le jour suivant , 22 novembre ; elle avoit une douleur constante , mais légère, dans l'abdomen, qui étoit météorisé ; elle avoit la peau brûlante , le pouls vîte , et beaucoup d'altération. Comme elle n'urinoit pas , j'introduisis le cathéter ; j'appliquai une flanelle bien arrosée d'eau-de-vie, à la partie la plus déclive de l'abdomen , et j'ordonnai une potion laxative de l'espèce mentionnée ci-dessus (73) : elle eût dans la journée des évacuations convenables par les selles , et elle prit le soir un opiat. Le 23 , je m'apperçus que le dévoiement continuoit , et qu'il y avoit peu de changement dans le autres symptômes. Je réitérai le matin la potion laxative et l'opiat le soir. Le 24, je fus instruit qu'elle avoit un peu reposé durant la nuit. La douleur des intestins

____

(73) Voyez N°. 38.

et les symptômes fébriles étoient dimi-
nués ; mais les selles qui étoient encore
très-fétides , avoient toujours lieu invo-
lontairement ; les deux potions furent
répétées comme le jour précédent. Le
25 , quoique les déjections continuas-
sent à être involontaires , le ventre
étoit affaissé et sa sensibilité presque
détruite. Le 27 , le cours de ventre
cessa , et la malade se rétablit sans la
répétition des remèdes. Je fus obligé de
la sonder deux fois le jour jusqu'au
onzième après son accouchement, où elle
put elle - même uriner sans ce secours.
Mais ce n'est pas là le seul exemple
que je pourrois citer ; une pratique longue et suivie m'a convaincu que le
cours de ventre qui accompagne souvent cette maladie , non-seulement est
salutaire , mais fréquemment critique ,
et qu'au lieu d'être supprimé , il doit
être soutenu (74). Il ne me seroit pas

---

(74) Lex est universalis , *dit Tissot, de præsa-*
giis vitæ et mortis., page 33. , ab Hippocrate jam op-
time cognita , illas juvare evacuationes , quas bene

difficile aussi de recueillir plusieurs cas dans lesquels les efforts imprudens d'arrêter ces évacuations , ont eu les suites les plus fâcheuses.

43. A mesure que la maladie passe à ses périodes plus avancés , elle devient plus compliquée et plus dangereuse , et il est nécessaire d'être très-circonspect dans l'emploi des moyens curatifs ; la saignée , si ce n'est par scarifications ou l'application des sangsues à l'abdomen , conviendra très - rarement dans ce moment, et si on l'emploie ou qu'on la répète d'après l'apparence du sang, elle accélérera en général la fin de la malade en affoiblissant ses forces et les mettant hors d'état de résister à la maladie. C'est pourquoi il faut savoir omettre ou prescrire avec la plus grande précaution. Mais si le dérangement de l'estomac ou des intestins est très-remar-

---

ferunt ægroti ; si post singulas dejectiones melius se habet æger , si molescit abdomen, rarior fit pulsus, insurgunt vires, sedatur sitis , quietior est somnus, tunc licet valde copiosæ dejectiones, numquam timendum est , et omnia fausta speranda sunt.

quable , et si l'émétique n'a pas été mis en usage dans le commencement , on peut en donner un avec sureté et avantage (75); car , s'il n'y a pas de cours de ventre , et si les selles n'ont pas été abondantes durant le cours de la maladie , on doit suivre la méthode générale de traitement, conformément aux forces de la malade : l'emploi réitéré de doux purgatifs ou de lavemens émolliens sera très-convenable , ainsi que celui des potions laxatives de l'espèce mentionnée ci-dessus , avec l'attention de prescrire les opiats pour procurer du repos.

44. Mais lorsque les selles sont très-fréquentes ou involontaires, et que toutes les apparences menacent de danger, on doit faire en sorte que les moyens

---

(75) C'est bien dans le choix du moment que consiste l'efficacité de ce remède ; et quoique l'expérience ait démontré que la perte de quelques heures n'étoit pas toujours irréparable , il est rare que passé le premier instant, le vomitif ait un succès aussi complet.

qu'on emploiera, s'accordent avec l'état de la malade, quoiqu'on doive hasarder quelque chose pour son rétablissement. Les lavemens d'eau de poulet ou de farine et eau, bouillies à une consistance convenable, ou bien d'une décoction de graines de lin, souvent répétés, constituent alors une partie très - importante du traitement , en agissant comme une fomentation, et en enlevant chaque fois quelque portion des matières viciées qui stimulent les intestins et occasionent la fréquence des déjections (76). Mais si on n'apporte pas le plus grand soin en les administrant, la malade souffrira une douleur insupportable à cause de la sensibilité de l'utérus , que je suppose être la partie principalement affectée , au moins dans laquelle la maladie, le plus communément , prend son origine.

---

(76) *Vanden-Bosch* a remarqué que les lavemens augmentoient quelquefois les accidens , dans les cas d'affection vermineuse, sur-tout lorsque les vers sont dans les intestins grêles.

45. Il sera en même temps à propos de donner de très-petites doses d'ipécacuanha, mêlés avec l'opiat, comme diaphorétique, ou la poudre de Dover N°. 9; l'un et l'autre dans quelque véhicule rafraîchissant, comme les potions salines, ou avec des cordiaux, selon que la situation de la malade pourra l'exiger. Mais si le dérangement de l'estomac ou des intestins subsiste dans un période avancé, ou si quelque nouvelle cause venoit à l'occasionner, on peut alors donner l'ipécacuanha à une dose suffisante pour qu'il puisse agir comme émétique. La décoction blanche N°. 5, en augmentant la quantité de la gomme arabique, ou bien une émulsion commune avec l'esprit de nitre dulcifié, seront aussi à ce temps des boissons agréables et appropriées. Si les forces de la malade s'affoiblissent et s'il survient des défaillances, on doit par intervalles entre les potions donner quelque cordial. J'ai aussi employé dans cet état le camphre en substance, en julep, ou sous forme d'émulsion; mais

G

j'ai généralement été obligé d'en discontinuer l'usage , parce qu'il devenoit
bientôt dégoûtant au palais et nuisible
à l'estomac ; je n'ai pas même reconnu
l'avantage de l'usage du camphre , que
quelques-uns (77) ont pensé que nous
devions en attendre dans cette maladie,
quoiqu'en plusieurs circonstances le
julep camphré ait paru être un cordial
agréable et propre à modérer la douleur.

46. Dans les circonstances les plus
déplorables , on ne doit rien négliger
pour tâcher de tirer les malades du
danger imminent dans lequel elles se
trouvent, en se conduisant d'après les

____

(77) Fauken rapporte *Com. leips. tome* 19, *page*
291, qu'il régnoit une fièvre puerpérale très-meur-
trière dans un hôpital de Vienne ; on saignoit. Storck
consulté défendit la saignée, donna intérieurement
le camphre, le nitre et le kinal, fit composer des lavemens avec une drachme de camphre et deux dragmes de gomme arabique dans huit onces de bouillon
léger. Ce traitement eut du succès.

De la Roche , Mead , Huxham , Pouteau , Doublet,
ont témoigné aussi une grande confiance dans l'administration du camphre.

principes d'humanité et de prudence ; car, il arrivera quelquefois qu'elles se rétabliront lorsqu'on s'y attendra le moins, et lorsque tous les pronostics paroîtront devoir leur être funestes. Il est toujours quelque moyen à employer qui peut avoir son utilité et tendre à les soulager, et dont on doit user dans la vue de s'opposer aux symptômes fâcheux qui dominent, ou de soutenir les forces des malades, ou d'exciter quelque secrétion retenue, et sur-tout de régler l'état des intestins. Dans certaines occasions, j'ai été, entre autres choses, porté à essayer des lavemens de différentes espèces, émolliens, anodins et antiputrides, particulièrement de fortes décoctions de kina (78); mais l'événement m'a forcé de reconnoître

____

(78) Il faut convenir que lorsque la putridité est portée à un degré considérable, les vomitifs seuls ne suffisent pas pour l'arrêter, et qu'il faut recourir aux antiseptiques les plus puissans : le kina, *malgré ce qu'ajoute l'auteur dans le No. suivant*, paroît avoir toujours eu la préférence..... *White, Leake, Planchon,* le recommandent uni à la rhubarbe.

que je n'en pouvois pas obtenir plus d'avantage que de ceux dont on fait le plus communément usage.

47. Le kina, quoique donné à divers périodes de la maladie lorsqu'on y distinguoit quelques rémissions, n'a pas répondu à l'intention comme fébrifuge, quoique dans quelques cas il aie réussi lorsque les intermittences étoient bien marquées ; le kina n'a pas été aussi avantageux qu'on pouvoit l'attendre, comme devant relever les forces de la constitution, à cause du dérangement et de l'irritabilité des intestins qu'il tend à augmenter. Au lieu de ce remède, on a donné toutes les quatre ou six heures la racine de colomba N°. 10, en poudre ou en infusion, ou bien, l'infusion amère commune N°. 1, pré-parée avec l'eau bouillante et quelque aromatique, ou une forte infusion de fleurs de camomille avec l'addition de quelques clous de girofle ; quelquefois encore le remède suivant, sur-tout lorsque le hoquet a été fatigant.

(77)

℞. Esprit de vitriol dulcifié , deux dragmes.

Eau pure , ou de menthe simple , huit

onces.

Sucre fin , suffisante quantité.

Faites une mixture dont la malade prenne deux onces toutes les deux ou trois heures.

48. Dans d'autres cas , on a donné l'éther ou la liqueur minérale d'Hoff-man (79) , mais qui ont paru souvent moins agréables au goût , et ne sont pas, je pense, plus efficaces que l'esprit de nitre dulcifié (80) que je leur ai substitué et donné librement , et avec beaucoup d'avantage. On avoit d'abord observé que le hoquet indiquoit fréquemment une collection d'humeurs viciées dans l'estomac , et avoit généralement précédé le vomissement spontanée , qui , dans les cas les plus dangereux, a quelquefois été regardé comme critique ,

____

(79) Lig. min. anod. d'Hoffman.... ou acide sulphurique dulcifié par distillation.

(80) Esprit de nitre dulcifié.... ou acide nitrique dulcifié par distillation.

G 3

quoique le même symptôme soit aussi quelquefois une preuve de la terminaison dangereuse de la maladie , et un signe du plus grand danger.

49. Dans le cours de la maladie , lorsque l'abdomen a été très-distendu, nonobstant les évacuations , j'ai recommandé l'application du cataplasme de cumin , humecté avec l'eau-de-vie , et quelquefois fait administrer des lavemens composés avec l'huile de baie de laurier dans l'eau simple de menthe poivrée. L'expérience et l'observation peuvent seules confirmer les effets de ces moyens rarement mis en usage jusqu'à ce jour.

50. J'ai rarement essayé d'injecter des remèdes de quelque espèce que ce soit dans le vagin ou la matrice , quoique d'après la considération de l'état probable de ces parties , et des humeurs fétides qui en découlent , il soit raisonnable de penser que des injections émollientes ou légérement détersives pourroient quelquefois être utiles. Mais l'état abandonné de la malade ne pour-

roit qu'en rendre l'opération très - dangereuse (81) ; et si on les conseilloit, on devroit apporter beaucoup de précaution dans leur composition et leur administration.

51. D'après toutes les observations que j'ai faites, et les opinions que j'ai admises sur la fièvre puerpérale dans son état simple, je conclus qu'en la considérant comme maladie, elle est originairement d'une espèce vraiment inflammatoire (82), affectant une ou

---

(81) La Motte est aussi de cet avis. *Voyez Chambon de Montaux, traité des maladies des femmes, vol. 1, pag. 291, et le sentiment de ce dernier à cet égard, même vol. page 453;* où il recommande des injections émollientes, mucilagineuses, détersives, calmantes et sur-tout antiseptiques, avec la décoction de quinquina, celle de gentiane, chamedris, petite centaurée, mêlée par parties égales avec celle de saponaire ou d'orge perlé, en y ajoutant du sucre comme détersif et antiseptique.

(82) On voit d'après les descriptions multipliées qui ont été faites de cette fièvre, qu'elle présente deux caractères principaux; l'un d'une inflammation vive, annoncée par la tension et la douleur; l'autre

plusieurs parties contenues dans l'abdomen , mais contractant promptement
un caractère de putridité plus ou moins
marqué conformément à son intensité
et au traitement employé pendant l'état
inflammatoire. Mais lorsque les maladies putrides règnent épidémiquement ,
la fièvre puerpérale peut au commencement participer de la maladie régnante (83), (variant seulement dans

---

d'une putridité que la foiblesse et la petitesse du
pouls , *voyez No.* 10, *page* 23, l'abattement des forces et la fétidité excessive des évacuations caracté-
risent évidemment. Plus ce dernier caractère a do-
miné , plus , en général, on a observé que cette maladie a été rapide et dangereuse.

» Hinc patet , *dit Stoll , aph.* 789 , *après avoir*
» *énuméré les causes de la fièvre puerpérale* , male
» semper uteri ejus appendicum, intestinorum me-
» senterii, omenti, peritonæi, inflammationem sta-
» tui pro hujus febris causâ ; neque ubique aut sa-
» burralem aut putridam esse.

(83) C'est en raison de l'irritabilité extraordinaire
qui subsiste chez les nouvelles accouchées , jointe
à un état de foiblesse considérable , qu'elles gagnent
plus facilement les maladies épidémiques, et que les
autres sont plus fâcheuses chez elles. C'est sur-tout

l'affection des parties intéressées dans le travail de l'accouchement) ainsi que les histoires de la peste dans cette contrée et dans d'autres , l'ont suffisamment prouvé. Cette maladie peut aussi être compliquée avec la frénésie ou la péripneumonie (84), avec des symptômes multipliés et variés relativement à la complication. La principale attention du praticien doit alors se porter vers la maladie ou le symptôme le plus urgent ; mais la terminaison dans certains cas , doit être plus dangereuse , à raison du nombre et de l'importance des parties affectées.

---

dans les hôpitaux que règne la fièvre puerpérale. Voyez, à cet égard , Sydenham , White , Leake , Vanswieten , Stoll , Finke , etc.

(84) Voyez Sydenhami opera medica , tome 1. dans sa dissert. épistol. au docteur Cole , et Chambon de Montaux , traité des maladies des femmes , tome 1, page 427.

FORMULAIRE

AJOUTÉ PAR LE TRADUCTEUR.

FORMULES tirées des pharmacopées de Londres et d'Edimbourg , indiquées par l'auteur dans le cours de cet Essai , et dont les numéros répondent à ceux qui y sont placés.

N°. 1.

Infusion amère commune.

℞. Racine de gentiane , demi-once.
    Ecorce sèche d'orange de Séville, (85) une
        dragme.
    Semences de coriandre , demi dragme.
    Esprit de vin , quatre onces.
    Eau bouillante , une livre.
Versez d'abord l'esprit de vin , et trois heures après ajoutez l'eau : laissez ensuite digérer, sans chaleur, pendant une nuit , et coulez.

---

(85) Ville d'Espagne.

N°. 2.

Infusion de Séné ordinaire.

℞. Séné , une once et demie.

Gingembre en poudre , une dragme.

Eau distillée bouillante , une livre.

Laissez infuser pendant une heure dans un vase couvert, et coulez la liqueur refroidie.

N°. 3.

Infusion de kina.

℞. Kina concassé , une once et demie.

Eau de fontaine bouillante , une livre et demie.

Laissez infuser , pendant deux heures , en agitant souvent le vase , et coulez la liqueur , en l'exprimant.

N°. 4.

Infusion , ou , vulgairement teinture de Roses.

℞. Roses rouges desséchées , d'une demi-once à six dragmes.

Acide vitriolique , (86) une dragme.

Sucre fin , une once et demie.

Eau distillée , deux livres et demie.

On se servira à cet effet d'un vase de verre ou de terre non vernissée , on versera l'eau bouillante sur

____

(86) Acide sulphurique.

les pétales, on ajoutera l'acide vitriolique étendu
dans un peu d'eau ; on laissera digérer pendant
demi heure, et on coulera la liqueur refroidie pour
l'édulcorer avec le sucre.

N°. 5.

Décoction blanche.

℞. Cornes de cerf calcinée et préparée, deux
    onces.

Gomme arabique, six dragmes.

Eau distillée, trois livres. (87)

Faites bouillir légèrement sans cesser de remuer
jusqu'à la réduction d'un tiers, et coulez.

N°. 6.

Teinture d'opium.

℞. Opium purifié et pulvérisé, dix dragmes.

Esprit de vin rectifié, une livre.

Faites digérer, pendant dix jours, et coulez. La
dose est de cinq à dix gouttes, donnée comme
sédative, et de dix à vingt-cinq, comme nar-
cotique. Cette dernière quantité répondra au grain
d'opium.

----

(87) On ajoute quelquefois une ou deux onces de la
mie de pain blanc.

(85)

Nº. 7.

Teinture thébaïque, communément lau-danum liquide.

℞. Opium, deux onces.

  Eau spiritueuse de canelle, une livre et demie (88).

Faites digérer pendant quatre jours, et coulez.

Nº. 8.

Teinture de Cardamome.

℞. Petit cardamome, carvi et cochenille pulvérisés, de chaque deux dragmes.

  Ecorce de canelle contuse, demi-once.

  Raisins secs, dont on aura ôté les pepins, quatre onces.

  Esprit de vin rectifié, deux livres.

Faites digérer pendant quatorze jours, et coulez. La dose est d'une à trois dragmes. Les semences en poudre s'emploient de cinq à dix grains.

Nº. 9.

Poudre sudorifique, ou de Dover.

℞. Tartre vitriolé, trois dragmes.

  Opium et racine d'ipécacuanha concassés, de chaque un scrupule.

Mêlez et broyez exactement pour en faire une

H

poudre très-fine qu'on donnera à la dose de cinq à dix ou douze grains, selon l'état de l'estomac et les forces de la malade.

Nᵒ. 10.

Poudre et teinture de la racine de Colomba.

Cette plante des Indes orientales est d'une saveur amère, d'une odeur aromatique, stomachique et antiseptique. Elle s'emploie de préférence en poudre, et se donne, de dix à trente grains, deux fois le jour; on la mêle par fois, avec partie égale de tartre vitriolé (89).

La teinture de Colomba se prépare avec deux onces et demie de cette racine pulvérisée, qu'on fait digérer pendant huit jours dans deux livres d'esprit de vin.

Nᵒ. 11.

Antilaiteux de Weisse.

℞. Sommités fleuries de sureau ;
De caille-lait, à fleurs jaunes ,
De millepertuis , de chaque un scrupule.
Follicules de séné et sel d'epson, de chaque
depuis un demi gros, jusqu'à un gros,

---

(89) Ou sulfate de potasse.

suivant les forces , l'état et la sensibilité de la malade.

Faites infuser le tout , pendant huit à dix heures, dans une livre de petit-lait , et passez ensuite (90).

(90) Voyez le rapport fait sur ce sujet, page 334 et suivantes, Mém. de l'ancienne soc. de méd. de Paris, an. 1780.

F I N.

H 2

NOTICE

De quelques livres nouveaux qui se trouvent chez les mêmes Libraires, à bon marché.

ANNALES de Chimie, tout ce qui a paru jusqu'à ce jour, in-8. 26 vol. br. 100 liv.

Art des Accouchemens, par Baudeloque, in-8. 2 vol., avec 17 *planch.* br. 14 l.

Avis aux Citoyens sur les moyens d'inoculer la petite vérole, etc. par le docteur Laudun, in-12. 1798, br.

Biographie de Suicides, par Spies, trad. de l'allemand par Pott, in-12. 2 vol. ouvrage très-intéressant, 1798, 5 l.

Campagne du Général Buonaparte en Italie, in-12. 2 vol. br. 4 l.

Considérations cliniques sur les rechûtes dans les maladies, par Balme, in-12. 1797, br. 1 l. 10 f.

Cours complet de chirurgie, par Bell, trad. par Bosquillon, in-8. 6 vol. *fig.* 1794, br. 27 l.

Cours complet des Fièvres, par Grimaud, augmenté par Dumas, in-8. 4 vol. br. 12 l.

Cours élémentaire de matière médicale, par
Desbois Rochefort , in-8. 2 vol. *Paris*,
br. 11 liv.

Elémens de l'Art des Accouchemens , par
Plenk , trad. par le docteur Pitt, in-8. br.
3 liv.

Esquisse d'une histoire de la médecine et de
la chirurgie , depuis le commencement
jusqu'à nos jours , par Black , in-8. br.
4 l. 5 f.

Essai sur la Physiologie ou Physique du corps
humain , par Bordenave , in-12. 2 vol.
fig. br. 3 liv. 10 f.

Essai sur le Goître et le Crétinage , avec les
moyens de guérir cette maladie , par
Fédero , in-8. *Turin* , br. 3 liv.

Gonorrhée (de la) bénigne ou sans virus
vénérien , et des fleurs blanches , par
Dubreuil , in-8. br. 2 liv.

Institutions physiologiques dè Blumenbach ,
trad. du latin, avec notes et observations ,
par le Cit. Pugnet , in-12. 2 liv.

Journal de Chirurgie , par Desault , in-8.
4 vol. br. 16 liv.

Linné , Système sexuel des végétaux, d'après
la dernière édit. de Murray et Persoon ,
in-8. , un gros vol. de 900 pages , br.
9 liv. 10 f.

Manuel du Chirurgien d'armée , par Percy ,
in-12. br. 2 liv. 10 f.

Médecine domestique , par Buchan , in-8.
7 vol. *Paris*, édit. originale , br. 30 liv.
—— Idem , édit. ordinaire , in-8. 5 vol.
br. 15 liv.

Médecine opératoire , ou des Opérations de
chirurgie , par Sabatier , in-8. 3 vol.
15 liv.

Médecine opératoire de Lassus , in-8. 2 vol.
fig. br. 8 liv.

Médecine-pratique de Sydenham , in-8. *Paris,*
rel. 6 liv.

Mémoire sur les efforts considérés comme
principe de plusieurs maladies , tant
aiguës que chroniques , par Balme ,
in-12. br. 1 liv. 16 f.

Mémoires et histoire de la Société de médecine de Paris , 1776 à 1788 , in-4. 9 vol.
fig. Paris , rel. très-rare , 150 liv.
—— Idem , les années 1784 et 85, sépa-
parées , rel. en 1 vol. 12 liv.

Observations sur la nature et le traitement
du Rachitisme, par Portal , in-8. br.
4 liv. 10 f.

Œuvres chirurgicales de Desault , publiées
par Bichat , in-8. 2 vol. 1798. br. 10 liv.

Œuvres complètes de Tissot , in-12. 14 vol.
br. 30 liv.

Principes élémentaires de Botanique , suivant
la méthode de Tournefort , Linné , etc.
in-8. br. 3 liv.

Principes de Botanique, par le cit. Ventenat, in-8. *fig.* br. 4 liv. 10 f.

Principes de médecine et de chirurgie, à l'usage des élèves, par le Cit. Villars, in-8. 2 liv.

Recherches diététiques sur la santé et sur les maladies observées dans les séminaires, etc., par Balme, in-12. br. 1 l. 10 f.

Système méthodique de nomenclature et de classification des muscles du corps humain, par Dumas, in-4. br. 6 liv.

Traité de l'expérience en médecine, par Zimmermann, avec la vie de l'auteur, par Tissot, in-12. 3 vol. br. 7 liv. 10 f.

Tableau des Systêmes de botanique généraux et particuliers, etc. par Mouton-Fontenille, in-8. br. 5 liv.

Traité théorique et pratique des ulcères et tumeurs blanches, par Bell, trad. par Bosquillon, in-8. br. 6 liv.

Traité complet d'Anatomie, par Sabatier, in-8. 3 vol. 15 liv.

—— Idem, in-12. 4 vol. *fig.* 10 liv.

Traité des plaies de tête, de Richter, trad. de l'allemand, avec notes, par Morel, in-8. br. 2 liv. 5 f.

Traité de Miologie, suivant la méthode de Desault, par Gavard, in-8. br. 4 l. 10 f.

Traité complet d'Anatomie, par Boyer, in-8. 2 vol. br. 10 liv.

Traité des arbres fruitiers d'Autriche, in-fol.
2 vol. orné de 201 planches, gravées et
peintes d'après nature, superbe ouvrage,
350 liv.

Nota. Nous avons encore un nombre considérable d'articles en tous genres de littérature : nos
liaisons avec les Libraires d'Allemagne nous mettent
à même de procurer aux Amateurs tous les ouvrages
savans en médecine, histoire naturelle, tant en
Latin, Italien, Anglais, Allemand, etc.

Nous nous chargeons volontiers de faire imprimer
pour le compte des Auteurs, de vendre de même
les ouvrages qu'ils voudront nous confier, d'acheter
et de vendre des Bibliothèques, de soigner les abon-
nemens pour *la Clef du Cabinet des Souverains*,
Moniteur et autres journaux.

A LYON, de l'Imprimerie de ROLLAND, Rue du
Peyrat, Nº. 21, près les Tilleuls. An 6.

www.ingramcontent.com/pod-product-compliance
Ingram Content Group UK Ltd.
Pitfield, Milton Keynes, MK11 3LW, UK
UKHW020911120726
13693UKWH00003B/985